「鳥の目」と「虫の目」で追った厚生労働行政

―ジャーナリストの視点から―

日比野　守男

【推薦のことば】

時代の証言に学び未来を展望するために

木村　利人

現在、東京医療保健大学・大学院客員教授の日比野守男氏は、長年にわたり東京新聞をベースに医療、健康、福祉、科学技術などの幅広い分野をカバーしてこられた。そして多方面の豊かな才能にあふれたチャレンジングなジャーナリストとして積極的な発言・提言・批判を重ね、一般市民はもちろん、政策担当者、現場の医療・福祉の担い手、研究者、学生諸君など多くの人々にとっての指標となる有意義な見解を披瀝してこられた。

これは、いわばグローバルな「いのち」をまもり育てる市民の運動の中から生まれた「バイオエシックス（生命倫理）」の日本におけるジャーナリズムの重要な展開の一事例であるとも言えよう。

特に、日比野氏は１９９０年代初め、日本のフルブライト委員会の推薦により、バイオエシックスの発祥の地である米国・ジョージタウン大学ケネディ倫理研究所のVisiting Fellowとして、研鑽を積まれた。世界各国から留学希望者が殺到する中で、同研究所がジャーナリストを正式に受け入れたのは初めてのことである。そこでの貴重な経験が、このような幅広い「いのち」の問題と取り組むことに大きく生かされてきたともいえるであろう。

今回、そのジャーナリストとしての具体的な発言の展開を、時々刻々と動きつつあるグローバルな時代の中での歴史的証言として一冊の著書としてまとめられたことには極めて深い意義がある。

広範にわたるテーマを追跡してこられた本書に学びつつ、私たちは、日本と世界における多様な「いのち」の在り方をめぐってのより良き未来への展望を可能とする手がかりを見つけ出す。そして、それらを実践することによって、私たちひとりひとりが新たな改革へと歩み出さなければならないことを教えられるのである。

（筆者は、早稲田大学名誉教授、ジョージタウン大学ケネディ倫理研究所特任研究員、日本生命倫理学会元会長・名誉会員、元・恵泉女学園大学学長、文化庁と日本PTA全国協議会が選んだ「日本の歌百選」の一つである国民的愛唱歌『幸せなら手をたたこう』の作詞者として知られる）。

２０２０年1月

【はじめに】

筆者は、東京新聞（中日新聞東京本社）論説委員として主に社説を執筆するかたわら、「月刊新医療」に2005年5月号から「newmed column」のタイトル（1年後に「newmed 時評」に改題）で、厚生労働（厚労）省行政やその周辺の話題に関する連載を始めた。退職後、大学教員になってからも連載の執筆は続け、2018年9月号までに計160回を数えた（連載中、1回だけ編集部の事情で掲載見送り）。

その中から、本数にすると6割ほどを選び、大テーマ別・小テーマ別に分け、さらに初出時期順にそろえたものである。

論説委員時代、社説を含む新聞記事でテーマとしてもっとも多く取り上げたのは社会保障制度改革、特に年金制度改革だった。

新聞記事は毎日書くチャンスがあるので、見通しなどが違ってくれば、翌日以降に軌道修正が比較的自由にできる。だが雑誌原稿はそうはいかない。「月刊　新医療」の場合、原稿の締め切りから、その雑誌が店頭に並ぶまでに半月を要する。その間に事態が急変しても内容の変更はできない。特にニュース性の強いテーマではこのリスクは大きい。

それを避けるため、できるだけ内容を変更しなくても済むように、〝日持ち〟するテーマを選びたくなる。社会保障制度関連は政治の動きと密接に関連しているため、ある程度、動きが落ち着くのを待ってタイミングをみながら執筆するようにしていた。「新医療」に執筆した社会保障制度改革関連の原稿が思ったより少ないのはこのためである。同じテーマで深掘りして何回も同じ雑誌に執筆していると、たとえ執筆時期が異なり、新しい要素が加わったとしても、あとから振り返ると、内容の重複がどうしても避けられない。このため本書に収録する際、重複を減らすために掲載時期の間隔がある程度空くようにし、思い切って本数自体を絞り込んだ。

とはいえ、取り上げたテーマは、厚労省の窓口の広さを反映し、医療、介護、年金など社会保障制度改革問題をはじめ、個別分野として、一時は崩壊の危機に瀕した産科医療のほか、臓器移植、終末期医療、薬害、看護師養成、ＨＩＶ／エイズ、ハンセン病、世界の大勢に逆行し不当に貶められている子宮頸がんワクチン、高齢者と交通事故、２０１１年3月の東電福島第一原発事故に伴って放出された放射性物質による農産物・魚介類の汚染とその除染対策、遺伝組み換え（ＧＭ）作物の安全性問題、ＢＳＥ問題など国民生活のさまざまな領域に及んだ。これでも、日本最大の中央官庁である厚労省に関わる業務の一部に過ぎない。厚労省を担当していてよく思ったのは「こんなことまで厚労省の管轄か」ということである。

本書のタイトルを『「鳥の目」と「虫の目」で追った厚生労働行政』としたのは、取り上げるテーマによって、あるときは世の中全体、あるいは世界を俯瞰してみる必要に迫られ、またあるときには個別のテーマについて深く突っ込む必要があり、「マクロの目」と「ミクロの目」を使い分けながら取材・執筆をしてきた筆者自身の心構えを投影したつもりである。

厚労行政については、既に優秀な元官僚らによる多くの著作が世に出ており、傾聴すべき点が非常に多く、色々と学ばせてもらった。ただ、ほとんどが社会保障制度改革を中心に論じたもので、どちらかというと専門家向けの感が強い。あるいは食品、薬剤など特定部局の業務に関係するものが多い。

不完全ながら本書のように、それ以外を含めた幅広いテーマまで論じたものは少ないのではないか。本書が厚労行政の全体像を知るきっかけになると同時に、厚労省は現在までに直面してきた課題について、当時者である元官僚の目ではなく、ジャーナリストという部外者の目にどのように映ったか。それを知っていただければ、著者としては満足である。

なお、本書掲載原稿のほとんどの初出は「月刊　新医療」だが、一部、それ以外の雑誌に初出の原稿も載せている。いずれも誤字・脱字の訂正、より適切な表現への修正以外は初出原稿のままである。各原稿の末尾に初出年月のみを記しているのは「月刊　新医療」、それ以外の原稿には初出雑誌名も入れた。

目次

第1章 【健康・医療】……38

第5章【その他】 345

社会保障制度一般

「高齢化社会」、「高齢社会」、「超高齢社会」の違いは？

「平成17年版厚生労働白書」の12ページ「高齢化の進行」の項に　国連では従来から65歳以上人口の占める割合（高齢化率）が7％を超えると「高齢化社会」、14％を超えると「高齢社会」とされているが…　との記述がある。

以前から多少ひっかかるものを感じていたが、普段の新聞記事では何回もこの言い方に従って書いてきた。だが、結論を先に言うと、この記述は誤りだった。国連は「高齢化社会」については定義しているが、「高齢社会」については何も触れていないのである。

これに気付いたのは、2005年9月18日、総務省統計局が「敬老の日」を翌日に控え、公表した「統計からみた我が国の高齢者」がきっかけだった。

それによれば、同年9月15日現在推計で、わが国の65歳以上人口は前年より71万人増の2556万人。総人口1億2765万人に占める割合は同0・55ポイント増の20・02％に達した。

高齢化率7％で「高齢化社会」、14％で「高齢社会」という言い方は従来、普通にされてきた。その延長で21％を超えれば「超高齢社会」と呼ばれることもあった。キリのよい20％で「超高齢社会」との言い方もしばしばされた。

つまり「20％」の方をとれば、ことし我が国は先進国で初めて「超高齢社会」に突入したことになる。

今後、記事などに「超高齢社会に入った」と書いていいのかどうか。そんなことを考えているうちに、高齢化率に関する国連定義なるものにじかに当たってみようという気になった。

厚労省で国連の報告書を見せてもらった。「THE AGING OF POPULATIONS AND ITS ECONOMIC AND SOCIAL IMPLICATIONS」（1956年）には、高齢化率が7％を超えれば「aged」（高齢化した）とある。日本語の「高齢化社会」はこれに由来する。

「で、次に高齢社会の定義は?」と尋ねると「別にあるはずです」と厚労省。相当な日数をかけて探してもらったが、見つからなかった。

とうとう厚労省の担当者は認めた。

「国連は高齢化社会しか定義していませんでした」。つまり、白書の記述は間違っていたのである。

インターネットで「高齢化社会」、「高齢社会」、「超高齢社会」の3語をキーワードにして検索すると、膨大な件数が表示される。

とても全部を見きれないが、少しチェックしただけでも、国連が高齢化率7％を「高齢化社会」、14％を「高齢社会」と定義しているとの記述が多い。

さらに国連が21％を「超高齢社会」と定義しているという記述から、その割合が20％、はては25％という記述まであった。要するに混乱しているのである。

高齢者問題を担当する厚労省でさえ、これに巻き込まれたということだろう。

どうしてこんなことになったのだろうか。思うに、どこかの研究者が国連文書を直接確かめずに、国連定義の2倍の14％を「高齢社会」と言い出し、さらに3倍の21％、あるいは切りのよい20％を「超高齢社会」と呼び、研究者や行政の間でお互いに「孫引き」を繰り返しているうちに、国連定義でないものまで国連定義にされ、間違いが〝事実〟として定着してしまったのだろう。

厚労白書の間違いを見つけたからといって、誰も実害を被っていないのだから、けしからんと言って目くじらをたてる気はさらさらない。7％ごとの区切りは高齢化率の便宜上の目安として結構役立っているからだ。だからこそ何の疑問も持たれずに使われてきたのだろう。

この際、厚労省、あるいは政府が、国連定義に加えて、我が国では14％を「高齢社会」、21％または20％を「超高齢社会」と呼ぶことを決め、行政レベルで用語を統一するのが望ましいと思う。

我が国の高齢化は世界一のスピードで進んでいる。用語の整理・統一でも世界の先頭を切ってみてはどうだろうか。（2005年12月号）。

実行可能な社会保障改革案を示せ——民主党・新政権への注文

政権が交代して注目されるのが医療、年金など社会保障制度改革の行方だ。

長妻昭・厚生労働相（民主党）は、就任早々の2009年9月17日の記者会見で、後期高齢者医療制度は廃止するとしたうえ「元（老人保健制度）に戻したあとまた別の制度にすると混乱が起こる可能性がある。メリット、デメリットを十分に検討する」と述べ、年金制度改革に関しても「4年かけて制度設計し、国民とのコンセンサスづくりをする」と慎重な発言に終始した。

08年4月から始まった後期高齢者医療制度が高齢者に不評だったことを受けて民主党など当時の野党は「年齢による差別」「姥捨山」などと激しく批判、その廃止とともに、以前の老健制度に戻すことを主張し、参院本会議ではその法案を可決した。（衆院解散に伴い廃案）。

ところが、09年8月の衆院選のマニフェスト（政権公約）では対応が大きく変わった。後期高齢者医療制度の廃止は従来通りだが、老健制度復活の主張はすっかり消え失せ、代わりに「廃止に伴う国民健康保険（国保）の財政負担は国が支援する」に変わった。従来と同じなのは「被用者保険と国保を段階的に統合し、将来、地域保険として医療保険制度の一元的運用」を図るという点ぐらいだ。

後期高齢者医療制度を他の医療保険制度とは別建てにしたのは、増加する高齢世代と減少する現役世代との給付と負担のバランスをとる必要からだった。同時に、低所得の高齢者が多い国保救済のために被用者保険から支援金を投入する仕組みとルールが求められた。制度横断的に年齢で線引きしたのはこのためであり、その年齢がたまたま75歳だった。

老健制度では高齢世代と現役世代の負担のルールが不明確で、現役世代の負担が際限なく増大するなど財政規律に欠けていた。民主党自身もかつて老健制度に問題が多いことを認め、新たな高齢者医療制度の創設を求めていたはずだ。

もともと完璧な制度などあるはずがない。問題があれば改革するのは言わずもがなである。だが、どんな医療制度にするにせよ、高齢世代と現役世代との負担のバランス、国保救済という2条件を満たすものでなければならない。後期高齢者医療制度を廃止すれば解決するほど問題は単純ではない。民主党が老保制度の復活を口にしなくなったのは、こうした事情が分かってきたからだろう。

民主党に求められているのは、この連立方程式を満たす解を明確に示すことだ。安易な一元化は医療費のドンブリ勘定化を招くだけで解とはいえない。廃止後の展望もなく、とにかく廃止では「初めに結論ありき」であり説得力を欠く。

年金制度改革についても民主党の政策は曖昧さが隠せない。マニフェストによれば①すべての人が同じ年金制度に加入②年金制度を一元化③消費税を財源とする月7万円以上の「最低保障年金」の創設④保険料に応じた「所得比例年金」を一定額以上受給できる人は「最低保障年金」を減額―などだ。知りたいのは年収幾らから「最低保障年金」が減額されるかだ。07年の参院選の際には「現役時の収入が600万円超で減額が始まり、1200万超で支給停止」と明言していたが、今回は目安さえ示していない。

政府の社会保障国民会議が基礎年金の財源を全額消費税で賄うとするとどれだけの税率になるかという試算を08年5月公表したが、民主党の改革案は曖昧すぎて試算の対象にすらなかなかった経緯がある。この試算では消費税率5％では「最低保障年金」よりも低い現行の「基礎年金」（現在月約6万6000円）さえ賄えないことが明らかになっている。

「最低保障年金」の減額が、消費税率を据え置くという方針から来る勘定合わせとしたらまともな制度とはいえない。

民主党は「一元化」という言葉がお好きなようだが、響きが麗しくても具体性がない。「政策」というよりも空疎な「スローガン」にすぎない。

民主党には野党時代とは違う重い責任が求められる。実行可能な社会保障制度改革案の詳細を

示してもらいたい。（２００９年11月号）

与野党対決で難航か――「社会保障制度改革国民会議」

野田佳彦首相が「政治生命をかける」としてきた消費増税を柱とする「社会保障・税一体改革」関連８法が２０１０年８月10日に成立したことに伴い、世代間格差の是正などを目指す社会保障制度改革の基本的な方向が定まった。だが、与野党が激しく対立する公的年金制度や高齢者医療制度の改革は先送りされ、政局の次の焦点は衆院解散の時期を巡る攻防に移った。

成立した８法のうち、社会保障制度改革推進法は８月22日、公布と同時に施行された。与野党の協議機関として「社会保障制度改革国民会議」の設置を決め、改革の基本方針として、公的年金制度、医療保険制度、介護保険制度、少子化対策の改革を総合的・集中的に推進するよう求めている。

このうち公的年金制度については「…国民会議で検討し、結論を得る」。また、医療保険制度についても「国民皆保険を維持、国民負担の増大抑制と必要な医療の確保、医療保険制度の財政基盤の安定化等…」を掲げる一方、特に今後の高齢者医療制度に関しては「…必要に応じて、国民会議で検討し、結論を得る」と「国民会議」での議論に委ねている。

はたしてこれら二つの難題が「会議」で決着するだろうか。

政府は8法の成立に先がけ、2月17日、「社会保障・税一体の改革大綱」を閣議決定した中で、将来の公的年金制度について「所得比例年金」と「最低保障年金」の組み合わせ、後期高齢者医療制度は「廃止」すると従来の方針を再確認している。

6月15日には民主、自民、公明3党は、消費税率引き上げを中心とした社会保障・税一体改革法案を成立させることで合意したが、野田首相は7月11日の参院本会議で「3党合意には各党固有の政策を撤回するという文言は入っていない」と答弁している。

つまり、野党から8法成立への協力を取り付けたとはいえ、政府・民主党としては従来の方針を撤回する気がないことを改めて強調していたのだ。

「会議」の設置期限は、法の施行（8月22日）から1年以内と定められ、政府は9月7日、政令で期限を「2013年8月21日」までと定める政令を閣議決定した。ところが、すでに残す期間が1年を割り込んでいるのに「会議」は設置されていない。

自民党は、8月8日の3党首会談で野田首相が「近いうちに解散する」と約束したことを受けて「衆院解散・総選挙」後の設置を求めてきたのに対し、民主党は解散先送りの政権延命策に汲々としていてなかなか折り合いがつかないからだ。

たとえ、現時点で「会議」の設置が決まり、議論が始まっても、後期高齢者医療制度はとりわけ与野党対決の因縁のテーマであるだけに取り扱いは難航するだろう。

08年4月の制度発足以後、民主党は「年齢による差別」「姥捨て山」などとして高齢者の不安を煽り続けた。それに乗じて09年8月に政権交代を果たした。

この制度の「廃止」は民主党の政策の根幹だけに容易には撤回できないないだろうが、そうだからこそ自民、公明は「廃止」を封じ込めて「現行制度の見直し」にとどめ、現政権の弱体化を図りたい考えだ。

「会議」が始まっても「廃止」か「維持」かという従来通りの議論に終始する可能性がある。その煽りをくらい、慢性的な財政難の市町村国保の支援策などについての議論は後回しになるだろう。

厚生労働省の「高齢者医療制度改革会議」が10年12月にまとめた最終報告書、それをもとにした民主党の法改正案は、現役世代からの財政支援などを柱とした現行制度の財政構造を引き継いでおり、実質的に「廃止」を諦めたとも読める。

「報告書」に積極的な意味があるのは市町村国保の広域化推進だが、これ自体、自公政権が03年3月、「医療保険制度」に関する「基本方針」の中で大筋打ち出していたことだ。

民主党はもういい加減に「廃止」の旗を降ろし、真に必要な改革論議に軸足を移したらどうだ。その方が国民のためになる。

後期高齢者医療制度の発足以来、東京新聞を含む在京の新聞6紙の社説で「廃止」の主張は一度たりとも見られない。これだけ大きな政治課題なのに、6紙の主張が大筋で一致するのは極めて珍しいことだ。これが大多数の国民の声の「反映」だとは民主党は思わないようだ。（2012年12月号）

成否は個人情報の漏洩防止――共通番号制度

すべての国民に個人番号を振り、税や社会保障に関する情報を一元的に管理する共通番号（マイナンバー）法が2013年5月成立した。年金の受給や医療費控除の申請などが簡素化され、書類が削減できるなどの利点がある一方、個人情報の漏洩の恐れを指摘する声は根強い。共通番号が定着するかどうかは、不正防止がどこまで図られるかにかかっている。

わが国での番号制度をめぐる議論は、1968年の佐藤内閣の閣議決定にまで遡る。この決定を受けて最初に登場したのが、マル優の悪用を防ぐためのグリーンカードだが、陽の目を見なかった。その後、住民登録されている住所、氏名、性別、生年月日の4情報を国と都道府県が行政事務に利用する住民基本台帳ネットワークシステム（住基ネット）が02年8月にスタートしたが、住民の身分証明証にもなる住基カードの普及率は今でも数%にとどまっている。

同じころ、政府が電子政府・電子行政の実現を目指して始めた電子申請システムもほとんど普及していない。

なぜそれほど国民に不人気なのか。ひと言でいえば、国民を管理しようという役所の発想が目立つうえ、使い勝手の悪さも加わり、国民の側からすると、ほとんどメリットが感じられなかったからだろう。

そんな空気を変える事態が最近起きた。

11年3月に起きた東日本大震災では、運良く助け出された高齢患者が避難所に運び込まれたものの、受診していた医療機関も流されて服薬記録を含むカルテが失われたため、駆けつけた医師が診療・治療に困り果てる事態が相次いだ。共通番号が利用できれば、全国どこからでもアクセスし、病歴、服薬歴を確かめ、適切な治療、救援活動が迅速に行われたことは容易に想像できる。本人確認ができず、預貯金の確認、公的年金の受給にも支障をきたした。

共通番号があれば、こうした不便さはすぐに解消できただろう。

もう一つ例をあげれば、07年に発覚した厚生労働省の外局・旧社会保険庁による〝消えた年金〟〝宙に浮いた年金〟問題だ。

納めた厚生・国民年金の保険料の記録がなくなったほか、だれが納めた保険料か分からない記録が5000万件にものぼった。

直接的には長年にわたる社保庁職員のずさんな業務に起因するところが大きいが、もし共通番号を使い、パソコンを通して自分の保険料納付記録をいつでも確認できる仕組みになっていれば、自公政権がひっくり返るきっかけになどほどの大きな社会問題にはならなかっただろう。

その記録の照合作業に今でも毎年千数百億円の税金を投入し続けているのだ。

最近になって国民が共通番号制度に理解を示し始めたのは、こうした背景があるからだ。程度の差はあれ、多くの先進国で同様の番号制度は広く普及している。世界屈指の科学技術力を誇るわが国だけが時代遅れの情報管理にとどまっていいわけはない。

もちろんコンピューターによる情報管理は絶対安全とは言い切れない。現在でもコンピューターに入力された個人情報が漏洩する事態がしばしば起きて新聞紙上をにぎわしており、共通番号制度でもそのうちに必ずシステムに欠陥が見つかるだろう。

だからといって共通番号制度の利点に眼をつぶって従来の紙媒体に依存したままでいいとはいえない。必要なことは、いかに個人情報の漏洩を防ぐか、その技術体系を構築していくことだ。

共通番号制度は16年1月からスタートする。その3年後を目途に、民間企業の利用や医療分野への活用も含めた利用拡大が検討されることになっており、不正の防止策は一層重要な課題になる。

過去のコンピューター絡みの犯罪では次々と新手の手口が出てくる。共通番号制度でも不正防止策の不断の見直しが必要になってくるだろう。これが徹底しない限り、国民は安心できない。

共通番号制度にはまだ不安が残るとはいえ、デメリットだけを強調する意見には賛成できない。共通番号を使えば所得や金融資産の把握が今よりも正確になる。気持ちのいい話ではないが、サラリーマンにとっては不公平な税負担が是正されるので歓迎すべきとみることもできる。制度反対を声高に叫ぶ人の中には所得を隠したい人が含まれていることも知っておきたい。（2013年8月号）

これで安心できる制度になるか――「社会保障制度改革国民会議」の報告書から

社会保障給付はカット、負担はアップ――政府の社会保障制度改革国民会議が2013年8月5日にまとめた報告書「豊かな社会保障を将来世代に伝えるための道筋」の内容を簡単に言うとこうなるだろう。

明記されていないが、負担増の主な標的は、戦後の第1次ベビーブーム（1947～1951年）の時期に生まれた、いわゆる〝団塊の世代〟で、これらの世代が本格的な高齢化を迎える前に、負担増の仕組みをつくってしまおうとの狙いが込められている。

報告書は清家篤会長の「国民へのメッセージ」から始まる。

少子高齢社会を支えるために「現役世代の保険料や税負担は増大」「そのかなりの部分は国債などで賄われるため、将来世代の負担（になっている）」と現状分析したうえで「日本の人口高齢化：に大きく寄与し：人類の夢であった長寿社会を実現したのは社会保障制度の充実のおかげ」と社会保障制度の役割を高く評価。「今度はその制度の持続可能性が問われることになった」と社会保障制度の改革の必要性を強調している。報告書全体のトーンはこの「メッセージ」に尽きている。

その改革の処方箋として示された提言の中の幾つかを具体的にみてみよう。

70～74歳の医療費の窓口負担が暫定措置として1割負担に据え置かれているのを2014年4月以降、新たに70歳に達する高齢者から本来の2割負担に引き上げる。これはやむを得ないだろう。

低所得・高齢の加入者が多い国民健康保険（国保）の運営主体を市町村から都道府県に移すと同時に、赤字の穴埋め財源として、中小企業が主体の「協会けんぽ」への国庫補助を健保組合に肩代わりさせ、浮いた財源を国保に回すことも提言している。

運営主体を移行すれば、財政規模の拡大に伴い安定化が図られ、保険料の市町村格差の是正にもつながる。長い目で見れば望ましい方向だろう。

健保、共済組合の加入者と比べ、平均収入が少ないのに保険料率が高い協会けんぽへの財政支援は、被用者保険全体で行うべきであり、財政的に余裕のある健保、共済に応分の負担増を求めるのも納得できる。

だが、不要になった国庫補助金を国保につぎ込むだけでいいのか。「報告書」は国保が抱える「財政的な構造問題の解決が前提」と認めつつも、何をどうするのか具体的言及は見られない。突っ込み不足である。

負担増提言の影に隠れているが、忘れてならないのは「医療提供体制の改革」だ。

高齢者の疾病構造の変化に伴い、従来の「病院完結型」から「地域完結型」医療への転換を提言し、病床数、病院の機能分担、医療職種の職務の見直しなどを取り上げている。これらは既に言い尽くされてきたことで目新しさはない。

ここで求められるのは「地域完結型」医療の中核となる医師（総合診療医）の養成、総合診療医を中心とした地域医療の将来像だ。その記述はほとんどない。地域医療の問題は、介護の「地域包括ケア」に解消されてしまっている。

その一方で医療機関へのフリーアクセスに歯止めをかけるため「緩やかなゲートキーパーの機能を備えた『かかりつけ医』の普及は必須」とうたっているが、「かかりつけ医」と「総合診療医師」とはどう違うのか、同じなのか全く不明である。

社会保障給付費の半分を占める公的年金制度の改革では、支給開始年齢の引き上げは「中長期的課題」と先延ばししたうえ、公的年金等控除の縮小、遺族年金の非課税措置の見直しなどを強調しているが、実施時期の見通しを示していない。

総じて報告書は、具体的数値に乏しく、目先に負担増にとらわれる一方、論議を呼びそうな点については曖昧な表現に終始している。長期の展望がうかがえないのだ。

民主党は自公民3党の実務者協議からの離脱を決めた。民主党が主張してきた後期高齢者医療制度の廃止、最低保障年金の創設などの政策が報告書に盛り込まれなかったことを理由にしている。

だが、受け入れられないのは非現実的な政策だったからであり、それこそ反省すべきだ。そもそも国民会議は野田政権時代に発足した。気に食わなければそれさえもボイコットするのは大人気ない。これでは国民の民主党離れに拍車がかかるばかりである。（2013年10月号）

安易に国民負担増に利用するな――「日本の将来推計人口」

厚生労働省直属の研究機関の一つ、国立社会保障・人口問題研究所は2017年4月10日、16年を起点にした今後半世紀間の「日本の将来推計人口」を公表した。

「推計」は国勢調査（直近は15年10月）で得た人口数をもとにほぼ5年ごとに、出生率や死亡率、結婚年齢の変化などを考慮して将来の人口規模や世代間の人口構成などを予測する。その結果は公的年金や医療、介護など社会保障政策の立案の際の基礎データとして使われる。

今回の結果をみると5年前の前回推計時に予測された急激な人口減少が多少緩和されたものの、将来、生産年齢人口が大幅に減少するのは避けられないことが分かる。

総務省が4月14日に公表した16年10月1日時点の人口推計は1億2693万人で、その1年前の国勢調査の時点の1億2709万人よりもさらに16万人減っている。

「推計」では、総人口は今後も減少傾向に歯止めがかからず、前回推計より5年遅い53年には1億人を割り込む。その12年後の65年には8808万人まで減る。1億人は1960年代半ば、9000万人は1950年代半ばの人口規模に相当する。

人口規模が同じでも以前と大きく異なるのは高齢化率（総人口に占める65歳以上の割合）だ。1955年当時は5・3%、1960年当時で5・7%（総務省）だったのに対し、今回の「推計」では1億人を割る2053年に38・0%、2065年で38・4%。同じような人口規模でも高齢者の割合は6～7倍に増える。つまり人口が減少したうえ少子高齢化が極端にまで進む。

その最大の要因は合計特殊出生率（1人の女性が生涯に産むことが見込まれる子供の数）の低下だ。長期の出生率は前回推計時に1・35と推測されたが、その後、30代～40代の出生率が上がり、2015年は1・45を記録。20年代末～30年代初めまで1・41～1・42台に下がるが、それを過ぎると1・43〜1・44台で安定して推移する。

少子化への危機感を強めた国や地方が手を打ってきた成果の表れだろう。だが人口数を減らさずに維持するのに必要な2・07にはほど遠く、勢いがついた人口減を止めるのは容易ではない。

少子高齢化が進むもう一つの要因は、医療技術の進歩とその普及による高齢者の平均寿命の延びだ。15年実績で男性80・75歳、女性86・98歳だが、65年にはそれぞれ84・95歳、91・35歳まで延びる。

少子高齢化の進行は、現役世代が高齢者を支えるのが前提の現行の社会保障制度下では現役世代の負担増を招いている。それを緩和するには少子化対策を一層推進し、出生率を上げる必要がある。

社会保障の支え手である現役世代の減少に伴い、高齢者も従来のように現役世代に依存するだけでは済まなくなる。そのため高齢者にも応分の負担増を求めることはやむを得ないだろう。

とはいえ近年、社会保障制度の財政危機の原因が高齢者だけにあるかのような風潮が広がり、陰では公的年金の「もらい過ぎ」「減らせ」などが当然のごとく叫ばれるようになってきたのは憂慮すべき事態だ。

政府の一般会計予算の中の政策的経費である「一般歳出」に占める「社会保障関係費」はすでに2010年度に51％に達し、17年度では56％に近い。今後も増えることが予想される。その財源をどう賄うか。

多くの国民は知らないが、わが国の企業の社会保障費負担の対DP比は欧州の多くの先進国を下回る。これは2013年3月、政府の社会保障国民会議に提出された資料でもはっきり示されている。

日本の大企業は法人税率が諸外国に比べ高いとして引き下げを求めている。だが社会保障費負担の対GDP比の低さには口を拭ったままだ。法人税率が高いといっても見かけだけで、実際の納税額はさまざまな租税特別措置法などの恩恵を受けて少なく済んでいる。法人税率が高いといいながら内部留保はしっかりと増やしているのだ。

少子高齢化の中で社会保障制度を持続可能にするには徹底的な制度の効率化は避けて通れないが、それでも財源が不足する場合、増税はやむを得ない。その場合、消費税率の引き上げではなく法人税の増税を先に行うべきだ。一般国民に負担増を強いる前に税制度を抜本改革し、税負担の公平化を図るべきである。

国土の狭いわが国では人口が減少しても「国民一人一人が豊かになればいい」という考え方もあるが、「国力の維持」の観点からはあまり好ましいとはいえない。（2017年6月号）

第1章【健康・医療】

〈医療保険制度〉

医療費の抑制──「経済指標」は見送られたが……

２００５年秋から来年にかけて医療保険制度の改革論議が本格化する。だが、容易なことではまとまらないことを思わせたのは、6月21日に政府が経済財政諮問会議に続いて開いた臨時閣議で決定した「経済財政運営と構造改革に関する基本方針２００５」（骨太方針）である。公務員の総人件費削減、政府開発援助（ＯＤＡ）増額などにも触れているが、最も注目されたのは医療費の抑制策である。その特徴をひとことで言えば、玉虫色であるといわざるを得ない。

社会保障給付費の伸びの抑制について6月13日の原案の「我が国経済の〃身の丈〃に合った制度」が最終案では「日本の経済規模とその動向に留意しなければならない」にトーンダウンした。特に伸びの著しい医療費の抑制については、国内総生産（ＧＤＰ）の伸び率の範囲内にとどめることを念頭に置いた原案では「マクロ指標」の設定による「管理手法」の導入を明記していたが、最終案は「政策目標」に大幅に後退した。

これについて、厚生労働省や厚労族議員らは「経済指標にとらわれずに医療改革に取り組める」というが、経済財政諮問会議や財務省は「経済規模との関連が明記されたことに意義がある」と正反対の受け止めた方をしているのだ。

厚労省などが主張するように、経済が後退しても疾病は減らないなど、医療と経済が連動しないのは確かである。その意味では「経済指標」を用いた伸び率抑制への反対には一理ある。とはいえ、それを理由に医療費を「聖域」としてきたことが医療制度の抜本改革を遅らせ、結果として高齢者を中心とした医療費を急増させたのではないか。

確かにＧＤＰに占める医療費は７・８％（２００１年）で、経済協力開発機構（ＯＥＣＤ）加盟国中17位で１位の米国（13・９％）よりはるかに小さい。

だが、わが国の社会保障給付費は他の先進国と比べ、少子化や福祉へのウエートが際だって低く、その分高齢者への給付に偏っている。それだけ高齢化の影響を受けやすい構造になっている。その中で世界に例を見ないスピードで少子高齢化が進んでいる。年金給付については２００４年の法改正で「マクロ経済スライド制」が導入され、一定の歯止めがかかった。少子高齢化に伴い急増が懸念されるのは医療と介護の費用なのである。

医療費の窓口負担がすでに3割になり、これ以上の負担を強いれば、もはや保険とはいえなくなる。かといって毎年増え続ける医療費に公費をつぎ込めば財政赤字を増やし、潜在的国民負担率を引き上げる。加えて消費税率の引き上げ、所得税の各種控除の廃止・縮小など増税ラッシュが始まる。

これらを考えると、いま医療費がGDP比で低いといっても、今後、とても大幅増は期待できない状況にある。「骨太方針」に「経済指標」が盛り込まれなかったといっても医療費の野放図な増大が認められたわけではない。これを共通認識として持つ必要がある。

抑制の目安として「経済指標」が適切かどうかは別にしても、何らかの分かりやすい数値目標を立て、その実現に向けた具体策が提示されなければならない。

特に厚労省などには「経済指標」に反対した以上、それが強く求められる。

差し当たり、今秋から本格化する高齢者医療を中心とした医療制度改革論議の中で、それを明らかにすべきである。

高齢者医療制度については、独立の保険制度を設けるとしても、医療費のかなりの部分は公費や現役世代からの「社会連帯的な保険料」で賄わざるを得ない。

それらを投入する際、都道府県単位で医療費抑制の努力が反映される方式を定め、それに応じて配分するなど競争原理を導入する必要がある。これがスタートである。詳細は次号以降に論じたい。

「経済指標」を求める声は火種のようにくすぶっている。厚労省などが有効な医療費抑制策を打ち出せない限り、再び火の手があがるだろう。(2005年8月号)

期待外れの中医協改革案――現行制度の手直しに終わった「報告書」

2005年7月20日夕の東京・霞ケ関の霞が関ビル35階。「中央社会保険医療協議会(中医協)のあり方に関する有識者会議」の報告書がまとまった直後、事務局をつとめる厚生労働省保険局の幹部が、会議を傍聴していた日本医師会の幹部に近寄り、談笑を始めた。「よかった」とお互いに胸をなで下ろしているかのように、はた目には映った。報告書の内容を示しているといえるだろう。

その端的な表れが中医協委員の構成の見直しである。現在、委員は健康保険組合など支払い側、医師・歯科医師など診療側委員がそれぞれ8人、公益委員4人の三者構成になっている。この中で最も問題が多いと指摘されてきたのは診療側である。8人のうち歯科医師2人、薬剤師1人のほかは5人を医師が占め、そのすべてを日本医師会(日医)が推薦するなど構成が偏っているからだ。

それを是正するため5人の医師枠のうち病院団体代表を1人から2人に増やすことは一歩前進である。その際、病院団体からの直接推薦にすべきだという意見が「会議」での大勢であり、報告書にもその旨が記載された。にもかかわらず尾辻秀久厚労相は「会議」終了後の記者会見で、日医が病院団体からの推薦2人を含め5人の委員全員の推薦名簿を厚労省に提出するという選出方法を発表した。

せっかく「会議」が日医の影響力を弱める方向を打ち出したのに、厚労省が日医に配慮してねじ曲げたといわれても仕方がないだろう。尾辻厚労相は、この選出方法について「日医はすべての医師を網羅しているから」と説明するが、日医に加入している医師は6割にすぎず、病院勤務医の多くは未加入である。日医を通さずに直接推薦することこそが多くの病院医師の期待だったのではないか。

診療側委員に看護師など他の医療職の代表を入れる案もあったが、十分に議論せずに切り捨てた。「診療報酬を受け取る主体」ではないというのが理由だが、医療の担い手という立場からすればおかしい。医師枠5人のうち日医、病院団体代表を各2人として、残り1人の枠を看護師など他の医療職代表を充てるのが当面最も望ましい構成だろう。

報告書は公益委員の増員を求め、診療報酬改定の結果の検証を担わせたい、としている。これにも問題がある。

公益委員というと、裁判官のような人物が務め、支払い、診療側双方の言い分を聞いて判決のような裁定を下すようなイメージを世間に与えているようだが、実情は違う。中医協を傍聴すればわかるが、４人の公益委員のうち議長役の会長以外はただ座っているだけでまず発言しない。「調整」役とは名ばかりである。

診療報酬改定の結果の検証は、中医協の下に専門部会をつくって行わせれば済むことである。日医は報告書について「委員は毎週開催されている中医協の会議そのものを一度も見ることもなく……机上の議論に終始した」と批判していたが、この点は当たっている。

傍聴すれば公益委員がほとんど何の役にも立っていないことが一目瞭然だっただろう。委員を増員する前に質こそ問うべきである。

もともと中医協改革は、04年４月に発覚した歯科診療報酬の改定をめぐる汚職事件がきっかけだった。診療報酬の改定率の決定から、それを通じた医療政策の誘導に至るまで中医協に権限が集中しすぎていたことが背景にあった。

それならば、医療政策の基本は社会保障制度審議会で決め、中医協は具体的な保険点数だけを決めるという報告書の案では不十分だろう。これでは社保審に権限が移るだけであり、政治家を介して厚労省に圧力をかける構造は温存される。東京都病院協会が提案していた中医協の厚労省からの独立案が、「会議」で一顧だにされなかったのは残念である。

報告書の示した中医協の改革案は、現行制度の手直しにすぎず、国民の期待にこたえていない。これでは目に見える変化はないだろう。（２００５年9月号）

医療制度改革――日医が自らの姿勢を正してこそ

政府・与党が２００５年12月1日、医療制度改革に関する「大綱」をまとめた。これによって、06年度以降の改革の方向が固まったといっていい。

「大綱」に至るプロセスを振り返ってみると、医療費の抑制を強く求める財務省や経済財政諮問会議などと、それに反対する日本医師会（日医）や自民党医系議員らとのせめぎ合いが目立った。どちらかが一方的に正しく、他方が間違っていたとはいえない。双方の主張にそれぞれ道理があった。反対に、どちらの主張にも無理な面があった。

最大の焦点は、医療費の「総額管理」だった。医療費の伸び率を国内総生産（ＧＤＰ）の伸び率に連動させて抑制する方式で、非常に響きがいい。

だが、財政当局は、ＧＤＰの伸び率との関係で医療費の伸び率を問題にするのに対し、ＧＤＰに占める総医療費の割合についてはほとんど口にしなかった。その割合が7・9％で経済協力開発機構（ＯＥＣＤ）加盟国中17位と欧米諸国よりも低い水準だからだろう。

その効率的な医療提供体制で、わが国の「健康寿命」や「健康達成度」は世界一と世界保健機関（ＷＨＯ）は称賛している。このことは誇りにしてもいい。

ＧＤＰの伸び率が下がっても病気にかかりにくくはならない。その意味で医療費の伸び率とＧＤＰの伸び率をストレートに関係づけるのはおかしい。この点は日医などの主張する通りである。「大綱」は、この当たり前のことを認めざるを得なかった。

といって、医療は国民生活の基本だから抑制すべきではないなどという「医療聖域」論に与するわけにはいかない。

わが国の医療が現在までうまくいっているのは確かだが、心配されるのはこれからだからだ。わが国の高齢化は世界一の早さで進んでいる。厚労省が従来、医療費の伸びを過大に見積もり危機感を煽る傾向にある点を割り引いても、現行制度のままでは医療費は今後も増える。

公的年金制度では高齢者（受給者）の増加に伴う負担増を従来、現役世代に押し付けて改革を先送りしてきた。このためどうにもならなくなり、04年の法改正で「マクロ経済スライド」を導入し、年金給付額の伸びを抑えるようにした。

高齢化の急速な進行は以前から分かっていただけに、もっと早く改革に着手すべきだった。医療についても同様だろう。将来の医療費の膨張を少しでも抑制し、負担の軽減を図るため、今のうちから無駄を除き、制度の不合理な仕組みにメスを入れておくことは必要である。

ところが、こうした改革になると医療関係者は途端に腰が引けてくる。

例えば「大綱」は「医療費の内容がわかる領収書の発行」の義務づけや、レセプトのオンライン化を提案しているが、日医などは反対してきた。その理由として領収書については「わかりやすい診療報酬にすることが先決だ。現時点では混乱を引き起こす可能性が高い」、レセプトについては「個人情報の保護など解決すべき課題が多い」などを挙げている。

だが、こんな理由で国民が納得すると思っているのだろうか。問題点を並び立てるだけでは、現状を維持するための言い訳にしか聞こえてこない。反対するのは別の理由からではないかと勘ぐられても仕方がないだろう。

厚生労働省の課長が公の場で「領収書を出さないのは銀座のバーと医療機関ぐらいだ」と述べたのは当然である。

医療制度改革は、患者の窓口負担、高齢者医療制度や医療費適正化のあり方、保険者の再編・統合、診療報酬の見直しなど多岐に及ぶ。「大綱」に盛り込まれた内容で十分とは思わない。それでも「大綱」が小泉純一郎首相の強い意向を受けて政府・与党で決まるのは、少なくとも国民が評価する点があると踏んだからだろう。「窓口負担」増に反対するだけではなく、自らの姿勢をたださないと国民の心をつかめないことを日医をはじめ医療関係者には知ってもらいたい。（2006年2月号）

「朝令暮改」の方針変更――高齢者医療制度の負担増「凍結」

与党にとって政策は、国民のためというよりも、自らの選挙で勝ち残るための手段としか映らないようだ。医療政策も例外ではない。

そんな光景を見せつけたのが、高齢者医療制度における負担増の凍結である。

自民、公明の与党プロジェクトチーム（ＰＴ）は２００７年10月30日、08年４月からスタートする高齢者医療制度について、後期高齢者（75歳以上）の一部に生じる新たな保険料負担を９月までの半年間凍結し、その後半年間は９割削減することを決めた。同時に、前期高齢者（65―74歳）のうちの70歳～74歳の窓口負担についても１年間は現行の１割負担のまま据え置く。

この凍結で懸念されるのは、高齢者と現役世代との給付と負担のバランスを欠く恐れがあることだ。

高齢者医療制度のうち、後期高齢者制度は、独立した医療制度で、現行通りの一割（現役並み所得者は３割）の窓口負担のほか、医療給付費の１割を保険料として払う。これまで健保組合など被用者保険に加入していた子供の被扶養者になっていた高齢者にも新たに保険料負担の義務が生じる。

前期高齢者制度は、前期高齢者が従来通り国民健康保険（国保）や被用者保険に加入したまま財政調整を行う仕組みで、窓口負担について69歳までは現行通り3割負担を維持し、70歳〜74歳は2割負担に引き上げることにしていた。

こうした高齢者医療制度は、06年の医療制度改革関連法の成立で決まった。

しかも与党の強行採決の末にである。

その同じ与党がわずか1年余りで見直す以上、明白な理由が欠かせないはずだが、それがない。強いていえば、早晩避けられない総選挙対策だろう。

与党には、07年7月の参院選で大敗したのは、格差是正や弱者の負担軽減など、従来の「改革路線」の〝負〟の部分への取り組みが弱かったため、との反省がある。福田康夫首相が自民党総裁選で格差是正とともに、「高齢者が安心して暮らせる社会」を強調していたことからもそれがうかがえる。

これ以上、負担増を強いていると国民に受け止められたくないのだろう。

分からないのは負担増を一時凍結して、高齢者医療制度を今後どうするつもりかだ。スタート直前の高齢者医療制度自体を振り出しに戻して、一から練り直す覚悟も今のところ見られない。

そうなると、総選挙が終われば凍結解除で、改めて負担増を求めることになる。ばかを見るのは高齢者、国民だ。

高齢者医療制度は、２００２年の健保法改正で現役世代の窓口負担の２割から３割への引き上げを決めたことをきっかけに検討が始まった。その際の共通の問題意識は、高齢者が増える一方、現役世代が減る中で、高齢者と現役世代とが負担をどう分かち合うかだった。

高齢者が一律に弱者ではない以上、低所得者対策を十分に講じたうえで、高齢者にも応分の負担を求めることは共通理解だった。凍結はそうした「改革の理念」を自ら踏みにじるものといえよう。

一方で財政再建のために社会保障関係費の伸びを毎年２２００億円削減しながら、凍結のために生じる約１５００億円の財源を07年度の補正予算で手当することの矛盾は誰の目にも明らかだ。

凍結は、高齢者にとって一時的には朗報だろう。だが、それは回り回って現役世代への過剰な負担増として跳ね返る。それでは老若の公平な負担を目指した高齢者医療制度の意味が薄れる。

現役世代が疲弊しては社会保障制度の根幹が揺るぎかねないことを忘れてはならない。

確かに、高齢者の負担方法をもっと収入に応じたきめ細かいものに改善する余地はあるだろう。その場合でも、負担の分かち合いという、高齢者医療制度の骨格は維持しなければならない。

状況に応じて政策を見直すこと自体が悪いのではない。だが、明白な理由や先の見通しを示さないままの方針変更は「朝令暮改」というべきである。（２００8年1月号）

野党にも責任がある——高齢者医療制度をめぐる混乱

75歳以上の高齢者を対象にした独立の医療制度である「後期高齢者（長寿）医療制度」が2008年4月1日からスタートした。だが、対象となる高齢者に制度の内容が十分に周知徹底しておらず、出足からつまずいた。

本来、3月末までに届くはずの「被保険者証」が届かなかったり、届いてもダイレクトメールと勘違いして気付かずに捨ててしまったなどというケースが続発し、厚生労働省は「被保険者証」が届かなかった場合、旧制度の「被保険者証」と「老人保健法医療受給者証」でも医療が受けられるように求めた通知を都道府県に出さざるを得なかった。準備不足が原因であることは明白である。

ここで思い出すのは、2000年4月に始まった介護保険である。新制度だけに多少の混乱は避けられなかったとしても、「長寿制度」ほどではなかった。

介護保険の場合、保険料を決めるのは市町村であり、その保険料は提供する介護サービスの量と密接に関係している。

市町村は、住民が求める介護サービス量を提供するには保険料を幾らに設定する必要があるかを丁寧に説明して回った。首長自ら住民への説明に当たった市町村も珍しくない。その過程を通じ、介護保険の内容はスタート時点に相当、住民に周知されていたといってもいい。「長寿制度」では住民に対し、こうした丁寧な説明が事前に行われなかった。

その大きな原因は、「長寿制度」では保険者として財政運営に責任を持つのが市町村ではなく、全市町村が加入する都道府県の「広域連合」だが、それに見合う体制になっていないことにある。「広域連合」は機能していないのだ。

「長寿制度」では「広域連合」が保険料の決定や医療給付、審査を行う。市町村は「広域連合」の決定に従い、保険料徴収や申請・届出の受け付け、「被保険者証」の引き渡しなど窓口業務を行うだけだ。言い換えれば市町村の役割は受け身である。この点は介護保険と違う。

年金記録不備問題が未解決のまま保険料の年金からの天引きもあって「長寿制度」には感情的な反発も強いが、制度の狙いがすべて否定されるものではない。

市町村単位の国民健康保険（国保）と違い「長寿制度」では都道府県単位に保険者規模を拡大し、財政安定化を図る。これ自体は悪いことではない。従来、同じ収入でも市町村でばらつきのあった保険料が、同じ県内なら同額になるなど保険料格差の是正が期待できるからだ。

解せないのは野党の対応だ。「長寿制度」には問題が多いとして、野党四党は共同で廃止法案を国会に提出した。

野党が指摘するように「長寿制度」には高齢者を不安にさせる要素が少なくない。高齢者の保険料負担は当初、医療費の1割でスタートするが、若年人口の比率の低下に応じて1割を超えて上がる。高齢者には将来、保険料がどこまで上がるかは不安に違いない。負担に上限を設けることなどを検討すべきだろう。

収入が低い高齢者は「長寿制度」で保険料が下がり、高い場合は上がると厚労省は説明してきたが、国保にあった自治体独自の保険料減免制度がなくなり、収入の低い高齢者でも保険料が上がるケースが発生した。ここでも説明不足と、きめ細かい対応を怠った責任は免れない。

だが「長寿制度」は2年前に成立した医療制度改革関連法の具体化の一つである。野党はなぜもっと早くから批判をしないのか。民主党を例にとれば、07年7月の参院選の公約で、医師不足対策などを取り上げているが、「長寿制度」については全く触れていないのだ。

いまごろ「長寿制度」を完全否定するのもいいが、まさか民主党も財政規律に欠けて無駄が多い旧「老人保健制度」に戻して済むとは本気で思っていないだろう。それならば高齢者医療を中心とした医療制度をどのように改革するのか明確な対案を国民に示すべきである。その時間は十分にあったはずだ。ここまで来て対案なしの批判は説得力に欠ける。

それができないようでは結局、政局絡みの御都合主義と言うほかない。（2008年6月号）

本当に「姥捨山」か？——後期高齢者医療制度

「老人保健制度においては保険者機能がまったく備わっておらず、かかった医療費を事後的に拠出金制度によって負担させられていることから、各保険者が不満を募らせているのは当然である」

民主党など野党４党は、２００８年４月から始まった「後期高齢者（長寿）医療制度」について６月６日の参院本会議でこれを廃止するとともに旧老人保健（老健）制度に戻す法案を可決した。

だが、冒頭の文は、ほかならぬ民主党が01年11月にまとめた「医療制度および医療保険制度改革案」の中で述べていることである。民主党は２０００年11月、参院国民福祉委員会の「老人保健制度に代わる新たな高齢者医療制度等の創設については、早急に検討し…」との付帯決議にも賛成している。

言い換えれば民主党は、自らが批判してきた老健制度に、長寿制度を廃止して戻せと主張しているのである。

よくこれほど正反対のことを平気で公言できるものだと呆れ果ててしまう。民主党にとって長寿制度は、その是非よりも高齢者の不満に乗じて政争の具にできる格好の材料ということなのだろう。

長寿制度の良し悪しは、政局絡みで踊っている感情的な言葉、皮相な批判を取り除いて評価しなければならない。

民主党は長寿制度について、高齢者の「姥捨山」「年齢による差別」だという。本当にそうだろうか。年齢で区切った理由を振り返る必要がある。

10年以上に及ぶ医療制度改革の論議では、高齢者医療制度をどう設計するかが最大の焦点で、最終的には①突き抜け方式②一本化方式③年齢リスク構造調整方式④独立方式―の4通りに絞られた。

だが、どの案も一長一短だった。

①は組合管掌健保など被用者保険や市町村国民健康保険（国保）を前提に被用者保険、国保がそれぞれの高齢OBを支える制度だが、国保切り捨てになる。

②は高齢者か若年者か、被用者か否かに関係なく、すべての国民を対象とする単一の医療制度を目指すもので、国保側が強く求めていた。だが、無駄な医療費抑制へのインセンティブが働かず、医療費がとめどもなく膨張する恐れがある。

③は被用者保険や国保を前提に、制度間で「財政調整」する。公明党や厚生労働省が支持していた。だが、悪評だった老健制度における被用者保険からの「拠出金」が「財政調整」に変わるだけで、財政規律は期待できず、増大する高齢者医療費の問題の解決につながらない。

④は被用者保険や国保を残したうえ、高齢者については各医療保険制度から独立した高齢者医療制度を設け、一定のルール下で各保険者に応分の負担を求める考えで、自民党の厚生族が求めていた。財政責任がはっきりし、給付と負担の関係が明確になる半面、高齢者だけを分離することへの反発・違和感が生じる。

これだけ考えが異なる制度案を一つにまとめるには、妥協・折衷の道を探るしかなかった。その際、国保に偏在する低所得の高齢者の救済、医療費抑制が働く仕組みの2点は無視できなかった。

長寿制度はこれらを踏まえ、自民、公明党案を折衷したもので、06年の通常国会で決まった。長寿制度は「姥捨山」では決してない。国保の高齢者を「姥捨山」に追いやらず、かつ高齢者全体に医療費を集中的に投入（給付費の9割は税と若年世代からの支援金）する仕組みこそ長寿制度の要である。財政規律を保ちながらそれを実現するには、各保険制度を一定の年齢で輪切りにするしか方法しかなかったといってもいい。長寿制度に反対の野党に対し、与党が老健制度以外の代案の提示を求めるのはこのためである。

輪切りは老年医学などの通説に従い75歳で行われたが、74歳でも76歳でもよかった。今後、介護保険の65歳にそろえるのも一案だろう。

概して長年の医療制度改革論議をフォローしてきた記者ほど長寿制度を容認する傾向にある。

関係する利害団体、政党が妥協できる制度がそれ以外になかったことを知っているからだろう。
（２００８年８月号）

裕福なのに多額の国庫補助金とは――国民感情を逆撫でする国保組合の厚遇

国保といえば普通、地域住民を対象に市町村（特別区を含む）が保険者となって運営する国民健康保険を指す。

だが、国保には国民健康保険組合（国保組合）と呼ばれる別の保険者がある。開業医や歯科医、薬剤師、土木建築業、食品販売業など職能・同業ごとに運営されており、その数は全国で１６５。加入者（被保険者、被扶養者）は３８４万人（２００８年３月現在）と、市町村国保（４６８８万人）のほぼ８％の規模だ。

この国保組合が国庫補助金（税金）を受けながら加入者に対し、他の医療保険制度では考えられない大判振る舞いの上乗せ給付（付加給付）をしていることが明らかになった。厚生労働省が10年1月、07年度における国保組合への国庫補助金の割合などを公表したことによる。

その実態は、保険料が上がり生活が苦しくなっている一般国民の感情を逆なでするものといえよう。

自営業者、フリーターらが加入する市町村国保やサラリーマンの健康保険組合、全国健康保険協会（協会けんぽ、旧政管健保）などでは、本人、家族とも外来、入院を問わず医療機関の窓口で医療費の３割を支払わなければならない。

ところが建設国保12、歯科医師国保４、医師国保２の合計18の国保組合が加入者本人の入院医療費の自己負担をゼロにしていた。家族を含めて外来・入院とも自己負担ゼロの医師国保、建設国保はそれぞれ２組合あった。これ以外にも本人、家族を含め外来、入院の自己負担額に低い上限を設けている組合が少なくない。

全体では37組合で本人に、23組合で家族にも上乗せ給付していた。

国保組合の加入者の自己負担がゼロ・低額で済むのは、毎年３０００億円を超す国庫補助金が投入されるからだ。

国保組合から医療機関に支払われる「保険給付費」への国庫補助金の割合は、どの組合にも一律に支給される「定率分」32％に、組合の財政力（10段階）に応じて最高23％の「普通調整補助金」が加算され、上限が55％とされている。55％は市町村国保への公費（国、都道府県、市町村）の投入割合にほぼ等しい割合である。

だが、実際には19組合が55％を超えていた。「特別な事情」で「特別調整補助金」がさらに上積みされるためだ。財政力とは無関係に政治的に増額されてきた経緯があり、「前年度実績」を踏襲している。

最も国庫補助金の割合が高いのは「京都府酒販」の70・6％で、保険給付費に対する積立金の割合（積立比率）は198％、2番目に補助率が高いのは「京都市中央卸売市場」の67・4％で、積立比率は253・1％と国保組合の中で最高。

積立比率は国保組合全体では40・2％で、市町村国保全体の平均4・5％と比べると極端に優遇され、財政的に余裕のあることが分かる。

厚生労働省は「国保組合の上乗せ給付には国庫補助金は入っていない」と弁明するが、お金に色は付いていない。上乗せする余裕があるなら国庫補助金自体が不要なのだ。1470余の健保組合の中で入院時の自己負担ゼロは一組合もないし、税の投入がなくても上乗せ給付の上限を25000円と厚労省は指導してきた。市町村国保には上乗せ自体がない。

国保組合と他の医療保険者との不公平は以前から指摘されてきたが、政府はこれまでほとんど改善してこなかった。

最大の理由は、与野党とも選挙対策として国保組合への国庫補助金を減らすことに反対してきたからだ。先の事業仕分けでも対象からはずされた。

長妻昭厚労相は改革を約束したが、10年度予算での国庫補助金の削減は一部で、本格的な見直しは早くても11年度以降だ。その一方で政府は後期高齢者医療制度への「協会けんぽ」からの「支援金」を減らすために、10年度から健保組合や共済組合に肩代わりさせせようとしている。

政府は速やかに国保組合の「既得権」を一掃し、国庫補助金の投入は財政が逼迫している組合に限定すべきだ。

負担増を求める前に、保険者間の不公平をたださなければならない。

（２０１０年3月号）

「当たり前のこと」がやっと実現する――２０１０年度診療報酬改定

２０１０年度の診療報酬改定案が2月12日、厚生労働相の諮問機関である「中央社会保険医療協議会（中医協）」で決まり、答申された。これにより医療機関の再診料の統一や医療費明細書の無料発行の義務化など、国民感情からすれば当たり前のことがやっと実現する。

医療保険者から支払われる診療報酬を平均０・19％引き上げることは09年末、政府レベルで合意されていた。この上げ幅の中で、救急、小児、産科などの医療崩壊を防ぐために診療報酬をどうメリハリを付けて配分をするかが問われた。

長年の懸案だった診療所と病院（２００床未満）の再診料の格差問題がようやく解消されることになった。これまで診療所７１０円、病院６００円で、同じ医療を受けるのになぜ差があるのか患者から疑問が出ていたが、開業医中心の日本医師会の反対で統一できなかった。

今回も開業医代表の委員を中心に2号側（診療側）は最後まで診療所の再診料引き下げに反対したが、最終的には公益委員の裁定で、690円に統一が決まった。だが、なぜ690円なのか。診療所を20円下げただけの高止まりで不徹底との批判もある。与党政治家の働きかけが影響していなければ幸いである。

他方、診療所が標榜時間外に患者からの電話の問い合わせに応じた場合に30円を再診料に加算する「地域医療貢献加算」を設けた。一口に診療所といっても、地域に溶け込んで住民から頼りにされている診療所から、都会のビルの一室に間借りしていて時間内しか診療せず夜間は無人の診療所もある。これらが同じ診療報酬体系に位置づけられているのがそもそもおかしい。「加算」がうまく機能すれば地域医療で頑張っている診療所の励みになるだろう。再診料引き下げに伴う減収分は十分に取り戻せる。

「加算」を算定するには地方厚生局に届ける必要がある。骨抜きにならないように、要件は厳格に定めてもらいたい。

医療機関に対し、原則無料で患者に医療費の明細書付き領収書の発行を義務付けることも決まった。

一般社会では消費者がモノやサービスを購入すれば、ごく普通に領収書や明細書がもらえるが、医療界ではこの常識が長い間、通じなかった。

２００５年末、当時の政府・与党の「医療制度改革大綱」でも「医療費の内容が分かる領収書の発行の義務付け」を打ち出し、薬害肝炎被害者らも強く実現を求めていたが、２号側が抵抗していた。

既に大病院では発行を義務付けられているほか、自発的に発行している医療機関もあるが、全医療機関に義務付ける意義は大きい。明細書によって患者は自分が受けた医療の内容を知ることができ、増大する医療費への理解を深めると同時に、医療費の透明性が高まり、無駄を除くきっかけにもなるからだ。医療機関の診療報酬の架空・水増し請求にも大きなプレッシャーになるだろう。「発行」が従来のような「努力目標」では、こうしたことがあまり期待できなかった。

厚い壁を破ったのは、05年4月以来、１号側（支払側）委員を務めている大阪府の高校教師・勝村久司さんだ。勝村さんは、長女を出産事故で亡くしたことをきっかけに「医療情報の公開・開示を求める市民の会」を立ち上げて「詳しい明細書が発行されてこそ国民が医療の議論に加わることができる」とその実現を粘り強く求めてきた。当初は消極的だった2号側委員も最後には歩み寄り、無料発行に同意した。政権交代の影響で委員が交代したプラス効果だろう。日本医師会の影響力が強かった以前の中医協では実現できなかったことは間違いない。

明細書発行の義務付けに対し、ネット上には「患者が内容を理解できない」などという医療関係者からの反対・不満がくすぶっている。確かに点数表示を簡素化して分かりやすくする工夫は必要だが、それがまだなされていないからといって発行しない理由にはならない。カルテ、レセプト開示の際にも似たような反論があったが、そのうちに問題にならなくなった。明細書もそうなるだろう。（2010年4月号）

「初めに廃止ありき」は改革ではない——後期高齢者医療制度

厚生労働省が2010年7月23日、現行の「後期高齢者医療制度」に代わる新たな高齢者医療制度案を、長妻昭厚労相が主導する「高齢者医療制度改革会議」に示した。だが、在京の新聞6社がすべて新制度案に否定的な社説を掲げたように、概して世間の評価は低い。民主党はそれでも現行制度の廃止を掲げたマニフェストにこだわり続けるのだろうか。

08年4月に始まった現行制度は75歳以上を一律に加入させるが、新制度案では75歳以上のうち無職や自営業者は市町村国民健康保険（市町村国保）、サラリーマンとその配偶者は組合健康保険など被用者保険に加入する。現行制度は家族を分断するとの批判があったためだ。

高齢者が家族と別の保険証を持つことがなくなる半面、新たな問題が生じる。

例えば低年金受給の高齢者の場合、サラリーマンの子供の扶養家族になれば保険料負担を免れるが、独り暮らしで国保加入だと払わなければならない。現行制度の発足に伴い解消された高齢者間の格差が新制度案では復活してしまうのだ。

扶養家族になって免れた保険料負担は現役世代につけ回しされる。それで現役世代の納得が得られるのだろうか。

現行制度では高齢者と現役世代の負担割合を明確にするため、75歳以上の医療費のうち窓口負担を除く5割を税、四割を現役世代からの支援金、1割を高齢者が納める保険料という仕組みでスタートした。新制度案でもこの負担割合はほぼ踏襲する。加えて現行制度では現役世代の減少、高齢者の増加に伴い現役とともに高齢者の保険料も2年ごとに上がる。新制度案は高齢者の負担増を緩和する方針だが、その負担軽減分をどう賄うか、財源には触れていない。現役世代だけに負わせては賛成が得られないだろう。

老若の人口比を考慮した保険料の決め方は介護保険にも導入されている。医療で高齢者の保険料負担を軽減すれば、介護にも問題が波及する。これをどうするのか。民主党はこたえる必要がある。

国保は75歳以上の高齢者を受け入れたあと、現役世代は市町村単位、高齢者は別勘定にして都道府県単位で財政運営するという。別勘定の年齢区分を65歳とする案もある。いずれにしても、国保は現役世代と高齢世代に区分された二重構造になる。長妻厚労相は「改革会議」をスタートさせた際、検討の方向性として6つの「基本的な考え方」を示した。その一つが「年齢による区分の解消」だが、改革案はこれに明確に反している。

民主党は年齢区分のある現行制度を「姥捨て山」とさんざん批判してきた。

それだけに民主党自身が国保内の財政運営の二重構造を提案したことで、今度は日本共産党の小池晃氏に10年3月16日の衆院厚労委員会で「姥捨て山の裾野を広げ、入山年齢を（75歳から）下げるだけだ」と突かれたのは当然だろう。

国保内の高齢者加入分の運営主体は「都道府県」か、現行通り全市町村加入の都道府県単位の「広域連合」か。財政責任をめぐり市町村と都道府県が最も対立する点にも新制度案は触れていない。

総じて新制度案には現行制度を超えるものはほとんどない。現行制度は世代間の公平性、財政難の国保への財政支援などを目指し、およそ10年の議論を経てつくられたが、スタート当初は事務的なミスが続いて混乱が生じたり、「後期高齢者」という名称への反発が起きたり、市町村の一般財源からの補填がなくなり保険料が上がったことなどから批判が続出した。

その後、保険料の軽減措置などにより批判は下火になり、民間シンクタンクの09年1月の調査では、75歳以上の半数以上が現行制度を受け入れている。

厚労省は年内に最終案をまとめ、来年の通常国会に法案を提出するとしているが、新制度案は

「初めに現行制度の廃止ありき」で、わずか８カ月でまとめられただけに肝心な点が抜けて欠陥だらけで、改革案にはほど遠い。

現行制度の小修正で済むならそれに越したことはない。別の制度に変えるにしても、再び混乱を招かないように議論を十分に尽くさなければならない。（２０１０年９月号）

不公平の復活と看板の掛け替え――民主党の「後期高齢者医療制度」の見直し案

厚生労働省の「高齢者医療制度改革会議」は２０１０年12月20日、現行の「後期高齢者医療制度」の廃止後、新たに設ける制度についての最終報告書をまとめた。

民主党主導で議論され、まとめられた案にもかかわらず、同党検討チームからクレームがつき、予定していた11年春の通常国会に関連法案を提出するのは困難な情勢だ。

しかもその反対の理由は、高齢者に負担増を求めては11年の統一地方選への影響が懸念されるというもので、社会保障制度の将来を考えてのことではない。

後期医療制度の廃止を政権公約に掲げたかと思えば、その舌の根が乾かないうちに、廃止するための関連法案の提出に反対するのも民主党なのだ。民主党にとって医療政策は目先の選挙対策にすぎない。国民もそろそろ目を覚ましたほうがいいだろう。

最終報告書によれば、現行制度は13年2月末で廃止される。これに伴い75歳以上の高齢者のうち、無職や自営業者らは市町村国民健康保険（国保）に、現役サラリーマンやその配偶者、さらに子供の扶養家族になり得る場合には、健康保険組合など被用者保険に移る。国保は現在市町村が運営しているが、75歳以上の分に限って都道府県に運営を移管する。また、特例措置である75歳以上の保険料軽減措置を縮小するほか、1割に軽減されている70～74歳の医療費の窓口負担は新たに70歳に達した高齢者から順次、2割に引き上げる。

08年4月にスタートした現行制度は、75歳以上を一律に加入させたため「年齢による差別」などと批判を浴びた。新制度案は年齢区分の解消を最大の狙いにしていた。

確かに新制度案では「年齢による差別」はなくなるが、新たな問題が生じる。

例えば低年金の独居高齢者や高齢者夫妻でも国保の保険料を支払わなければならないが、サラリーマンの子供がいてその扶養家族になれれば保険料を免れる。この高齢者間の不公平は現行制度の発足と同時に解消されたが、新制度案では復活してしまう。最終案ではこの点に全く触れていない。

だが、内閣府の10年9月実施の「高齢者医療制度に関する世論調査」でも、検討中の新制度を不適切とした理由の中で「サラリーマンに扶養される75歳以上の保険料負担がなくなり、高齢者間の不公平が生じる」が最も多く40％（複数回答）に達した。

12月20日に開催の最終「会議」で、現行制度廃止賛成の委員の一人は「被扶養者認定の限度額を引き下げればいい」というが、そんな軽い話ではない。制度の根幹にかかわる問題なのだ。それに「限度額うんぬん」というなら、なぜ報告書に盛り込むように強く主張しなかったのか。多くのメディアが不公平の復活を指摘するので、最後にあわてて取り繕った印象が否めない。

高齢者の８割が戻る国保では、高齢者の医療費を75歳以上と74歳以下とでは別勘定にするため、75歳の線引きが残ったままになり、現行制度と本質的に何も変わらず「看板の掛け替え」に終わることも問題だ。現在、国保、高齢者制度で別々になっている保険証が新制度案では「同じ保険証で済む」ことぐらいの利点しかない。

民主党が政権公約の「後期高齢者医療制度の廃止」を国民にアピールするために急ごしらえでつくった案であり「初めに現行制度の廃止ありき」だからである。

新制度案が高齢者の負担増を求めるといってもわずかだ。必要な財源はそれでは足らない。それを埋めるのは現役世代だ。

若い世代が多い健保、共済組合は、低所得・高齢者が多い国保よりも財政的余裕があり、国保支援のためにある程度の「支援金」の拠出はやむを得ない。とはいえ「支援金」の増加に耐え切れずに解散する健保組合が急増しているように、負担の付け回しは限界にきている。新制度をどのような形にするかは結局、財源の問題に行き着く。その手当もせずに高齢者医療の運営を都道府県に押しつけても賛成は得られない。

現行、新制度案のいずれも高齢者医療費の半分を税で賄う。負担割合を増やすことができれば新制度の形態自体が変わる。

政府内では税と社会保障をめぐる議論がようやく始まった。高齢者医療制度の抜本的見直しはその結論を待ってからでも遅くない。（２０１１年2月号）

「オプジーボ」高薬価のからくりにメスを――制度の透明化図れ

画期的ながん治療薬と評価される小野薬品工業の免疫チェックポイント阻害剤「ニボルマブ」（商品名・オプジーボ）ほど２０１６年から17年にかけて話題になった薬剤はない。

14年7月、悪性黒色腫（メラノーマ）の適応で製造承認されたとき薬価は１００ｍｇ約73万円だった。これでも従来の抗がん剤と比べると高価だが、予想対象患者数が年間４７０人で、体重60kgの患者が1年間使用すると３５００万円かかるとしてもそれほど問題にならなかった。

ところが15年12月、外科手術による切除が不能でかつ既存薬による治療効果が不十分な非小細胞肺がんへ適応拡大され、対象患者数が5万人規模に膨れ上がったことで一気に問題が表面化した。

当時、日赤医療センターの医師が「一剤で国が亡ぶ。〝第2のギリシャ〟になる」と発言したように、もし5万人の患者全員に投与されると年間1兆7500億円。ちなみに14年度の国民医療費40兆8000億円に占める薬剤費は約10兆円。そこへいきなりこれだけの負担増となれば財政的に耐えられなくなるのは目に見えている。

常軌を逸した高薬価に国民は強く反発。厚労省は16年秋、下げ幅25％で幕引きを図ろうとした。だが安倍晋三首相がさらなる引き下げを求めるなど首相官邸側が動き始め、政府の経済財政諮問会議でも民間議員が強く要求。厚労省は迷走した挙句、ようやく50％引き下げを11月16日の中央社会保険医療協議会の総会に諮って了承され、17年2月から引き下げが始まった。

薬価引き下げは原則2年に1度の市場実勢価格調査に基づき行われる。前回は16年4月で次回は18年4月が予定されていた。次回改定を待たずに引き下げに踏み切ったのは、年間販売額が企業の想定を超え、しかも150億円を超えるときには例外的に最大50％引き下げ可能な「特例拡大再算定」ルールを踏まえてのことだ。

だが、これで一件落着ではない。オプジーボの薬価を50％引き下げても依然英国の2・6倍、ドイツの1・8倍も高い。おまけに国による薬価制度がなく、製薬企業が自由に価格設定できる米国よりも1・2倍も高いのではシャレにならない。現行の薬価制度には、国の責任において適正価格を維持するという本来の機能が失われているなど根本的欠陥があることは明白だ。

薬価算定方式には、同じ効果を持つ類似薬がある場合に既存薬に薬価を合わせる「類似薬効比較方式」と比較する類似薬がない場合に原材料費や製造経費などを積み重ねる「原価計算方式」があり、オプジーボの場合は後者だ。だが、積み上げた原価の内訳や薬価算定の際の議論が公表されないので正しいかどうかは検証できない。さらに薬価に上乗せされる「各種加算」が製薬企業と厚労省との交渉で決まる余地が残されており、恣意的に運用される恐れが常に付きまとっている。

全国保険医団体連合会は16年9月、独自の調査に基づきオプジーボ価格が英国の4・9倍、米国の2倍であることを公表。国会でもこの問題が指摘され、厚労省は事実上、保団連の調査の正しさを認めた。

つまり厚労省は以前から日本でのオプジーボ価格が法外であることを知っており、肺がんへの適用拡大で巨額の薬剤負担増を招くことが予想できたのに外部から指摘されるまで手をこまねいていたのだ。

事態を重視した政府は16年年末、これまで2年に1回の薬価改定を毎年行うなど薬価制度改革の基本方針を定め、具体策は中医協での議論に委ねた。同時に経済財政諮問会議でその具体策について議論を深めるよう求めた。日本医師会や製薬企業も加わる中医協だけに任せていては改革の方向がどちらに向くか懸念されたからだ。

薬価制度改革では、薬剤の費用対効果の評価結果を薬価に反映させる仕組みを早急に導入すべきだ。オプジーボが画期的な治療薬とはいえ投与前にだれに効くのかは予測できない。実際に投与してみても「著効」は20％前後とされる。つまり大半の投与は無駄に終わってしまっているからだ。

今後も高額薬剤の出現が予想される以上、その費用をどこまで公的医療保険で賄うかも議論すべきだ。高額薬剤が公的医療保険制度の中の他の医療を圧迫しないように、極端に高額の場合、薬価収載に一定の制限を設ける選択肢があってもいいだろう。（２０１７年４月号）

エビデンスに基づく「優越性」が鍵——ロボット支援手術の普及

２０１８年４月の診療報酬改定で、オンライン診療と並んで注目されたのは、ロボット支援下内視鏡手術（以下、ロボット支援手術）の保険収載の大幅拡大だ。従来の内視鏡手術と比べ、手術の正確さ、侵襲や術後合併症の少なさ、操作性の高さなど点において、良好な結果が蓄積されつつあり、大きな期待が寄せられている。その一方で、今後の課題も浮かび上がってきている。

手術用ロボット（ダ・ヴィンチ）は00年７月に米国食品医薬品局に薬事承認されて以来、世界中に広がった。わが国も09年11月に厚労省が承認、12年４月、がんになった前立腺の全摘、16年

4月、同じく腎臓の部分切除が保険適用された。

この前後から全国で臨床試験が始まり、その成果を踏まえて18年4月、胃、食道、直腸、肺、膀胱、子宮体がんなど新たに12件のロボット手術に保険が適用された。

現在、手術用ロボットの台数は米国が約3000台で世界最多。これに大きく引き離されているが第2位は日本の約300台。今回の診療報酬改定を機会に、わが国でも一挙にロボット手術が全国に普及するのではとの期待があるが、それほど甘くないのが現実だ。

この点について、外科系学会社会保険委員会連合（外保連）の岩中督・会長（埼玉県病院事業管理者）は2018年7月の記者懇談会で、ロボット手術に対する厚生労働省の考えを斟酌して解説した。

「今回の診療報酬改定は、従来と同じことをロボットでしてもいいという意味だ」と指摘するように、従来の内視鏡手術と保険点数は同じだ。厚労省はロボット手術が既存技術と「同程度の医学的有効性と安全性」があることは認める一方、既存技術より「優越性」があるとは現時点では認めていないからだ。言い換えれば「患者にとってのメリット（価値）が示されない以上、診療報酬は既存技術と同程度が適切」で、従来技術からロボット手術への切り替えに伴う「追加費用を患者・保険者に負担させることは困難」という立場を取る。

ロボット手術は既存技術よりも短い期間で高度な技を習得できるなどの利点があるが、これらは「外科医や医療機関にとってのメリットであり、患者のメリットではない。患者のメリットが不明確」と厚労省は厳しく評価しているということだ。

懇談会では新たに保険適用された分野を含め、それぞれの分野の第一人者が既存技術とロボット手術について比較検討した結果などを公表した。

最も先頭を走る泌尿器科では鳥取大学が前立腺、腎がんのいずれも保険適用後、手術件数が急増。「先進医療から標準医療になりつつある」と強調した。

膀胱がんではリスクが高い80歳以上について中程度以上の合併症の発生は開腹手術の55％に対しロボット手術では零％と特に高齢者の安全性確保の点で優れていることなどが報告された。

ロボット手術は、１台のロボットで同じ日の午前と午後に別の診療科の手術が行われることはないとされるほどセットアップに時間がかかるため、多くの診療科で共通して手術時間が長くなる傾向にあるが、出血量や合併症が減り、術後在院日数が短くなるなど明るい見通しが示された。

半面、ロボット手術の普及のため、現在の診療報酬下で今後も続けることが余儀なくされると、医療機関の累積赤字の増大が避けられないなど厳しい状況に置かれていることも浮き彫りになった。

手術用ロボットは現在、米国の１社独占状態で１台約３億円だが、今後１、２年のうちに国内企業参入の動きもある。それに伴、全国で普及する可能性があり、企業間競争の結果、かつての

CT、MRIのように急速に価格が下がることも考えられる。日本はもともと産業用ロボットで世界有数の技術を誇ってきた。医療分野でその技術力を発揮することは夢ではない。

ロボット手術は複雑な手術に向くなど特性がはっきりしてきた。そうした仕分けは今後一層はっきりしてくると考えられる。これを踏まえ今後、5年生存率、在院日数の短縮、QOLの向上などについて正確・詳細な記録をデータベース化し、十分な症例数をもとに既存技術よりも優越性があることを実証していけば、診療報酬の引き上げは自然に後からついてくるだろう。（2018年9月号）

〈産科医療〉

認められた「出自を知る権利」——厚労省部会の報告書

1998年10月から足かけ5年にわたって行われてきた生殖補助医療のあり方に関する議論が一段落した。厚生労働省・厚生科学審議会の「生殖補助医療部会」が「精子・卵子・胚の提供等による生殖補助医療制度の整備に関する報告書」(以後、部会報告)を2003年4月にまとめたからだ。

官庁の審議会・検討会の報告書にしては、珍しく出来がいいと率直に評価したい。

というのは、「部会」の前身である厚生科学審議会・先端医療技術評価部会の「生殖補助医療技術に関する専門委員会」が同様の問題について2000年12月にまとめた「精子・卵子・胚の提供等による生殖補助医療のあり方についての報告書」(以後、委員会報告)は、生殖補助医療の推進に偏り、現状追認に流れたが、「部会報告」はこれを大きく修正したからだ。

「委員会」は委員長を含め10人だったのに対して「部会」は部会長を入れて2倍の20人。「委員会」委員のうち3人は「部会」委員に再任されたが、決定的に違うのは「委員会」が非公開だったのに対して「部会」は審議を公開したことだ。

「委員会」には日頃「生命倫理」とか「情報開示」を口にする委員が少なからずいたが、旧厚生省側からの非公開の提案に対して「委員のうち誰ひとり強く反対しなかった」と当時の担当課長が記者会見で説明していたことを今でもはっきりと覚えている。

このとき、呆れると同時に、厚生省に遠慮した研究者の腰の引けた態度、ダブルスタンダードを見せつけられたようで不愉快に思ったのは筆者だけではなかった。「委員会」報告の核心部分が「部会報告」でひっくり返されたのは、審議の透明度が高くなったことも影響しているのだろう。

「部会報告」で最も評価できるのは、生殖補助医療で生まれた子供が生物学的にどのような親から生まれたのかという「出自」を知る権利を全面的に認めたことだ。

具体的には、今後、第三者から精子や卵子、胚（受精卵）の提供を受けた親から生まれた子供が十五歳以上になったとき、希望すれば、遺伝上の親である提供者の名前や住所など個人を特定できる情報を全面開示するというものだ。

15歳という区切りは民法の遺言可能年齢に合わせたもので、ちなみに臓器移植法に基づく脳死判定の受け入れと臓器提供の意思表示ができるのも15歳からである。

生殖補助医療の中で、第三者の精子を用いる「非配偶者間人工授精」（ＡＩＤ）で生まれた子供は、１９４９年以来すでに１万人を超すが、これまで提供者は匿名が原則だった。それを踏まえれば「部会報告」は方針の大転換である。

「出自を知る権利」について「委員会報告」は「できうる限り応えていくことが必要である」と一応はしていた。だが、子供が知ることができる提供者に関する情報は、提供者を特定できず、かつ提供者が承認した範囲内という制限付きで、事実上「出自を知る権利」を否定していたのである。

その理由として①提供者のプライバシーを守れない②生まれた子供や提供者の家族関係などに悪影響を与える③提供者の減少を招く――などを挙げていた。

これに対して「出自を知る権利」を全面的に認めた「部会報告」は、その理由に①子供が提供者の個人情報を知ることはアイデンティティーの確立にとって重要で、このような重要な権利が提供者の意思に左右されるのは不適当②子供が開示に伴って起こりうる様々な問題について十分な説明を受けたうえで、それでも望んだ場合、その意思を尊重する必要があるとし、「提供者の減少」は「やむを得ない」と明確に述べている。

「部会報告」は「委員会報告」と正反対の結論を出したのである。

筆者は10年ほど前の米国留学中、ＡＩＤで生まれた子供の父親探しが新聞や雑誌に取り上げられていることを知り、関連文献を探した。すると、親と遺伝的なつながりがないことを知った子供が、遺伝的な親が誰かという「出自」を知りたくても知ることができない場合、いかに精神的に不安定な状態に陥るかについて分析した論文が少なからずあるのを知り驚いた。

このような問題は、当時のわが国で議論されることはまず皆無で、「委員会」でもそのような議論はほとんどなかった。「委員会報告」はその反映である。

だが、筆者は米国での見聞が頭を離れず、「委員会報告」がまとまる前の東京新聞・中日新聞の社説（2000年11月30日付）に次のような批判を載せた。

「提供者に関する個人情報を知ることは重要としながらも、実際には……出自を知る権利を大幅に制約しているのは矛盾している」「匿名にすることで、提供者を増やすことを狙っているが、それは、子供の幸福より、子供を持ちたい親の気持ちを優先させたといえないか」

「部会報告」はこの疑問にきっちりと答えた。子供が求めれば、提供者の個人情報を開示することこそ、長い目で見て子供のためになるとの判断は妥当である。

確かに開示の結果、提供者が一時的に減ることは避けられないだろう。だが、子供のアイデンティティーの確立にとって最大の課題である「出自」を生涯、隠し通すことにこそ無理がある。それは子供に対する最大の裏切りではないか。求められれば「出自」を教え、その中で新しい家族関係を築くことこそ必要だろう。提供者も今後、それなりの覚悟が求められることはいうまでもない。

もちろん、ただ開示すればいいというものではない。開示に伴うカウンセリング体制や相続のトラブル回避のための法改正などが必要である。「部会報告」は「出自」の問題以外にも生殖補助医療について幅広く触れている。それらについては次の機会に回したい。（日本看護協会出版会「コミュニティケア」２００３年6月）

法制化が望ましいが――代理出産の「原則禁止」と「試行」

「自己決定」は必要条件だが、自己決定があればすべて許されるわけではない――日本学術会議の「生殖補助医療の在り方検討委員会」が２００８年3月7日にまとめた代理懐胎（代理出産）を「原則禁止」する最終報告（案）を貫く考えを一言で表現すればこうなるだろう。

代理出産には、夫の精子を妻以外の女性の子宮に人工授精し、妊娠・出産させる「サロゲートマザー」と、夫妻の精子と卵子を体外受精させ、これを別の女性の子宮に移植し、妊娠・出産させる「ホストマザー」の2種類ある。

学術会議が主に検討したのは、このホストマザーについてである。

医療技術の中でも、代理出産にとりわけ慎重さが求められるのは、他の女性の身体を出産の道具として利用するうえ、少ないとはいえ身体的危険にさらす可能性があるからだ。出生児に障害があった場合、引き取り拒否が起きることも考えられる。新たに発生する生命・人格に対し、誰がどのように将来にわたる責任を負うのかもあいまいである。依頼者と懐胎者の同意や自己決定があれが許されるというほど単純な問題ではない。

報告書が「当面、原則禁止」を打ち出し、新たな立法措置を求めたのは現状ではやむを得ないだろう。従来のように強制力のない関係医学会の指針では規制できないことは明白だからだ。

とはいえ、遺伝的なつながりのある子供を持ちたいという夫婦の願いも無視できない。学術会議に先立ち、厚労省の部会が03年4月、立法による代理出産の全面禁止を求めたが、その後かなりの国民が代理出産を容認するなど意識が変化してきたことも考慮する必要がある。

報告書が例外的に公的管理下での「試行」を認めたのは、こうした状況を踏まえた〝苦肉の策〟といえるだろう。

世界的にはドイツ、イタリアなどが全面的に禁止している。米国では連邦政府は法規制をしておらず、州や関係学会などに判断が委ねられており、州の半数以上が容認している。英国、オランダ、ベルギー、カナダなどは、無償などの一定条件下で認めている。今回の報告書通り法制化されると、わが国はドイツと英国の中間的立場に位置することになる。

わが国のアカデミズムの頂点に立つ学術会議が一定の方向性を示したことは評価できるが、それでも疑問点が残る。

一つは「試行」が「蟻の一穴」になり全面解禁につながらないかである。

その恐れを払拭するには、「試行」に際して、どのような疾患の女性なら代理出産の依頼者になることができるかを厳格に定めたうえ、代理出産が懐胎者や出生児に及ぼす影響、子のその後の身体・精神面への長期的影響の調査など目的を明確にすることである。その結果を厳正に評価し、データを蓄積したうえで、将来対象者を拡大するかどうかを判断する必要がある。実施機関としては報告書がいうように「公的機関」にすべきことはいうまでもない。

報告書は「営利目的」の代理出産に対し、施行医、斡旋者、依頼者への「処罰」を求めている。当然だろうが、一体どれだけの施行医が「営利目的」を口にするだろうか。一部医師が以前から行っている指針破りも「患者のため」を理由にしている。「営利目的」だけでは「処罰」が尻抜けになる可能性が高い。

報告書の内容はほとんど代理出産の是非に絞られているが、生殖補助医療の問題はこれだけではない。代理出産よりも希望が多いとされる卵子提供による出産の是非、認める場合の提供者の範囲についてはほとんど議論されなかった。

代理出産で生まれた子の将来の「出自を知る権利」についても今後の「検討課題」として先送りしてしまった。

学術会議の一応の結論を受け、今後は国会での議論が期待されるが、生命倫理が関係する問題について国会は消極的である。臓器移植法の改正論議でさえ止まっていることを思えば、国会が本気で取り組むかどうかは疑問だ。その間に一部医師による既成事実化がさら進み、慌てふため

いて重い腰を上げることにならなければ幸いである。(2008年5月号)

「無罪」を喜ぶだけでは——福島県立大野病院事件判決

福島県立大野病院（大熊町）で2004年12月、女性が帝王切開手術後の胎盤剥離手術中に死亡した事件で、業務上過失致死罪と医師法（異状死の届け出義務）違反に問われた産婦人科医への判決公判が08年8月20日、福島地裁で開かれ、裁判長は無罪（求刑禁固1年、罰金10万円）を言い渡した。検察側はその後、控訴を断念、無罪判決が確定した。

この裁判が注目されたのは、従来、医師の裁量に属するとされてきた手術中の判断自体が過失に問われたからだ。

多くの医師が「通常の医療行為をして逮捕された」と猛反発した。

女性は2人目の出産で、前置胎盤に癒着胎盤を合併していた。検察側は、手術前の検査で女性の癒着胎盤の可能性を予測できたとして、胎盤剥離を中止し子宮摘出手術に切り替えるべきだったと主張していた。判決は、医師側の主張を認め、事前の検査では診断が難しかったとしたうえ、直ちに胎盤剥離を中止して子宮摘出に移行することが当時の医学的水準に即したものであったとはいえないとして、検察の主張を退けた。

胎盤剥離を中止しない場合の具体的な危険性などについて検察側の立証が不十分である以上、予想された判決だ。

要するに、その時々の臨床上の標準的な医療を行っていれば、重大な結果を招いたとしても刑事責任は問われないことを明確に示した判決といえよう。

だが、そうだからといって医療側の言い分に全面的には同意できない。

「無罪判決」の陰でかき消されがちだが、病院側が手術の経緯について遺族への説明をほとんど行わなかったからだ。

手術で大量出血の恐れがあるために助産師の1人が他の大病院での手術を勧めたこと、先輩医師が応援の産婦人科医を派遣してもらうよう助言したが、被告の医師がこれを断ったことを遺族は公判で初めて知った。これらは司法の強制捜査で初めて明らかになったことだ。メディアだけがこの事実を伝えた。

直接の死因とは関係ないとしても病院側の説明不足が遺族感情を著しく傷つけたことは間違いない。

判決後の記者会見の中で、亡くなった女性の父親が「他の機関で警察・検察と同等の調査ができたでしょうか」と疑問を表明しているのはこのためだろう。

医療側は刑事介入でしか遺族に明らかにされなかった不都合な事実があることを謙虚に認める

べきだ。産婦人科医不足とか「高次医療施設でも救命が難しかった」かどうかとは無関係な問題である。

ところが判決を受けた医療側の声明には「判決は妥当」などと賞賛するばかりで、反省の言葉が全く見られない。

事件後、遺族には心ない中傷が浴びせられた。遺族が「警察に相談した」とか「政治家に相談した」という噂が医療界に広がり、ネットには「医師から2人目は産めないといわれていた」などとの事実無根の書き込みがなされた。こうしたデマを流したのは医師とみられる。

医療側が「無罪」を手放しに喜ぶだけではなく、多少でも遺族の気持ちに配慮し、説明を渋ったことや卑劣な同業医師の行為への遺憾の意を表明していれば遺族の受け止め方は異なっていただろう。

一般に医療事故で家族を失った遺族が最も知りたいのは事故の真相である。

医療界には透明性やミスを率直に認めて謝罪する謙虚さが欠如していて、真相が明らかにされないので、遺族はやむなく訴訟に持ち込むか、司法の介入を期待してきた。今回もしかりである。本当の「クレーマー」は裁判を起こさない。示談・和解の方が高額な補償金が得られることを知っているからだ。

医療側が真摯に事故を反省し、自らの不利益を含めて事故の経緯と原因を明らかにする姿勢を示せば、遺族も司法の介入を求めなくなるだろう。

厚労省が設置を検討している医療版事故調査委員会に対し、遺族が懸念しているのは医師同士の「かばい合い」である。その懸念を払拭し、いかに透明性や公平・中立性が確保するかに事故調の成否がかかっている。（2008年10月号）

「命」を扱う緊張感が欠落している――香川・受精卵取り違え事故

体外受精で待望のわが子を授かったと思ったら、実は別のカップルの受精卵を移植されたらしいことがわかり、中絶するという痛ましい医療事故が香川県立中央病院で起きた。受精卵の取り違えなどはあってはならない事故だ。子供が欲しくて体外受精に望みをかけているカップルは大きな衝撃を受けたに違いない。

病院の説明によると、産婦人科の医師が2008年9月、40代女性に移植する受精卵を誤って20代女性に移植してしまった。同じ作業台の上に、20代女性の受精卵の入った容器（シャーレ）のほか、40代女性の受精卵入り容器も置かれていたが、いずれも患者を識別するふたが外されていたため取り違えしまったのが直接の原因だ。

容器と、ふたの両方に記名したり、複数のスタッフでチェックしたりすれば防げたと思われるが、この病院ではこうした基本的なことすら徹底していなかった。

しかもその後の調べで、日本産科婦人科学会の指針（会告）に反し、複数の受精卵の移植を23人の患者に計28件実施していることも明らかになった。

日産婦学会は08年4月の指針で、移植する受精卵は原則1つとし、35歳以上か2回以上続けて妊娠しなかった場合に限り2個の移植を認めているだけだ。

患者確認の軽視に指針無視――。受精卵取り違えは、杜撰な行為の積み重ねの末に起こるべくして起きた事故といえる。

20代女性は病院の勧めで人工妊娠中絶したが、その理由として病院は「羊水検査で親子鑑定が可能な妊娠15週まで待つと、中絶時の身体的負担が大きい」と説明していた。だが、病院が取り違えの可能性に気づき謝罪したのは11月で妊娠9週目。この時点で胎児の親を確認する方法としては絨毛検査がある。羊水検査に比べ難しく流産のリスクがあり、実施できる施設が限定されるとはいえ、こうした方法があることを伝えるべきだったが、それもしていなかった。

取り違え事故を病院が公表したのは、さらに遅れ、09年2月19日である。20代女性と夫が病院に慰謝料などを求める訴訟を起こしたあとだ。隠しおおせなくなったために公表したのだろう。

20代女性への中絶は、間違って受精卵を使われた40代女性に無断で行っていたことも明るみに出ている。

体外受精を望むカップルは年々増え、既に新生児60人のうち１人が体外受精児とされるほど日常医療化しているにもかかわらず安全対策は遅れている。

体外受精を行う施設は、日産婦学会へ登録する。その際、採卵室や培養室の設計、照明など設備要件やスタッフの資格などを定めているが、体外受精を行う場合の事故防止対策の指針は示しておらず、個々の施設任せだ。

事故防止策などリスクマネジメントについて日産婦学会は「それぞれの施設が当然行うこと」との立場をとってきたが、甘すぎたといえよう。

日産婦学会に登録している施設数は既に６００近いが、受精卵の管理が杜撰など事故防止対策の面で問題がある施設が少なくないと以前から指摘されていた。

英国やフランスなどは、体外受精を行う施設はすべて国の免許または許可を得なければならない。それだけ審査が厳格に行われているのだ。それに比べて学会任せのわが国は緩すぎる。

厚労省は不妊治療費の公的助成の対象になっている施設に対し、受精卵の管理態勢などの要件を追加する方針を打ち出したが、これだけでは不十分だ。

生殖補助医療に関して旧厚生省専門委員会（１９９８年10月）、厚労省部会（03年４月）、日本学術会議（08年３月）がそれぞれ報告書をまとめているが、いずれも代理懐胎（代理出産）の是非などに論議が集中し、最も基本的な事故防止対策はほとんど無視されてきた。

関係者は大いに反省すべきだろう。

今回の取り違えが出産後に判明したならば親は誰かという問題も起き、一施設では対応できない。生殖補助医療全般を包括的に管理する法規制のあり方を早急に検討する必要がある。（2009年5月号）

自治体による〝中抜き〟は許されない——妊婦健診の公費負担

国から自治体に配られたお金が本来の目的に全部使われず〝中抜き〟され、他の事業に流用されているとしたら……。

母子保健法に基づく妊婦健康診査（妊婦健診）の費用について国は自治体に対し妊婦1人当たり12万円弱を助成しているが、これに見合う費用を出している自治体は全国で9％に過ぎないことが日本産婦人科医会の調査で明らかになった。

安倍晋三首相は2015年9月公表の「アベノミクス・新3本の矢」の中で「夢をつむぐ子育て支援」を打ち出すなど少子化対策を政府が取り組む最重要課題の1つに掲げている。その一方でほとんどの自治体は〝ふところ〟に入った国からの妊婦健診費用を出し渋っているのだから由々しき事態だ。少子化の危機感は末端の自治体では十分に共有されていないようだ。

妊婦健診費用の公費（税金）負担の経緯を振り返ってみよう。1969年度から低所得の妊婦を対象に、妊娠前期と後期各1回、都道府県から委託された医療機関で始まった。費用のうち3分の1が国庫負担、3分の2が都道府県負担。74年度に対象がすべての妊婦に拡大された。97年度には実施主体が都道府県から市町村に移された。98年度には2回の健診費用は国庫負担ではなく、財政基盤の弱い自治体に一定の計算式に基づいて配分される「地方交付税交付金」に盛り込まれ、一般財源化された。2007年度には交付金による公費負担の回数が2回から5回に増えた。

09年度に厚生労働省は課長通知で「望ましい受診回数」（14回）と「標準的な健診項目」を提示。一方、国はこの14回の健診が受けられるように残り9回分について、08年度末から12年度までは補正予算による追加の交付金と都道府県に設けた「妊婦健診支払基金」への国庫補助で半分ずつ支援。13度から14回の標準的な健診費用をすべて交付金で賄う恒常的な仕組みにした。

07年度から妊婦健診の態勢が急速に充実されたのは、同年に和歌山県をはじめ全国で起きた健診未受診の妊婦らのいわゆる〝たらい回し〟問題をきっかけに、国が健診の重要性を深刻に受けとめたためだろう。

一連の予算措置で、自治体は一般会計から持ち出しをすることなく14回の健診をすべて実施できる財政基盤が整い、妊婦の自己負担は全額無償化されたはずだった。

だがそうならなかった。標準的な健診項目は妊娠周期によって子宮頸がん検診、胎児の超音波検査、血液検査など内容が細かく決められ、14回の総費用は日本産婦人科医会の試算では妊婦一人当たり11万8千円弱だ。ところが医会が15年4—5月に調査したところ、実際の各都道府県別の公費負担の平均支出額は9万9800円。全額公費負担しているのは1684自治体のうちわずか91自治体（5・4％）に過ぎない。ほとんどの自治体は国が推奨する14回の健診はこなしている。だが自治体の多くは国からくる健診費用のうち1人当たり平均2万円分を妊婦に渡していないのだ。この不足分は妊婦の自己負担になっている。

こんなことが起きるのは、国庫負担金は使途が決まっているのに対し、交付金は一旦配分されると国は使途を制限できず自治体の裁量に任されているためだ。自治体が国から健診費用相当分をもらっても、健診回数や健診内容を自治体が独自に決め、それらを減らして費用を浮かし、土木工事など他の事業に流用してもいいのだ。

調査結果によると支給された健診費用の最高は山口県の某自治体（名前は非公表。以下同様）で13万2580円、最低は神奈川県の某自治体で4万6千円。その差は8万6580円。山口県の某自治体の妊婦は1万5000円弱の〝お祝い金〟がもらえるが、神奈川県の某自治体では7万2000円持ち出しになる。総じて兵庫、大阪、神奈川、東京など大都市圏ほど低い。一方、厚労省が推奨する14回を超えて公費負担する自治体も少なくなく、新潟県には健診回数が無制限という自治体もある。

医会は調査結果を踏まえ「自治体から委託される健診内容は最低限のものである。厚労省は自治体に対し、14回の健診、標準的な健診項目に見合う費用を全額公費負担するように強く促すべきだ」と強調。そのうえで現行の妊婦健診に産後及び新生児管理が欠落してことから、これらも公費負担の対象にすることを求めている。（２０１６年2月号）

公費補助で全国一律に実施を――新生児聴覚スクリーニング検査

早期に発見し適切に支援すれば、聴覚障害による言語能力の発達への影響を最小限にとどめることにつながる「新生児聴覚スクリーニング検査（ＮＨＳ）」の全国普及に向けて、厚生労働省がようやく本腰を入れ始めた。その一つとして全国１７４１市区町村（自治体）を対象に２０１４年度の新生児聴覚検査の実施状況に関する調査を行った。厚労省によるこうした全国調査は初めて。16年３月末に結果を公表した。

それによると、検査結果を把握している自治体が１１３３（65・１％）に対し、把握していないのは６０８（34・９％）と、自治体の無関心ぶりが目立った。

そればかりか結果を把握している自治体でも、検査実施の有無を母親から聞き取ったり、母子健康手帳での確認、さらに未実施の場合には実施している医療機関を紹介するなど、未受診児の母親に対する何らかに対策を取っているのはわずか134自治体（11・8％）だった。

言語発達には「臨界期」があり、検査が行われないと2歳ぐらいなっても言葉を発しないことからようやく難聴を疑われ、確定診断が3歳近くまで遅れることがある。

だが、難聴があっても早期に診断され支援を受ければ、言葉の発達の遅れを防ぎ、コミュニケーション能力が向上し、学童期に普通教育を受けることも可能になる。難聴の発見年齢が早いほど「言語性IQ」が高いことを示す研究報告もある。

このためNHSは通常生後1カ月以内に行い「要確認検査」と判断されると生後3カ月以内に精密検査、難聴と分かると生後6カ月以内に言語能力発達のための療育訓練を始めるのが望ましいというのは世界的な共通認識となっている。

ただネックとなるのは、検査が任意のため一回で5000円以上の自己負担を伴うことだ。検査を広く推進し、裕福ではない家庭で生まれた子どもたちも検査を受けられるようにするには何らかに公費補助（税金の投入）が必要になる。

NHSに対し公費補助があるのは109自治体（6・3％）。このうち全額公費補助はわずか17自治体（1・0％）。残りは一部補助や上限額設定だ。

公費補助に不熱心なのは財政的に厳しい自治体とは限らない。東京都の62自治体のうち公費補助があるのはわずか2自治体。ところが岐阜県では42自治体のうち35自治体、岡山県では27自治体、長崎県では21自治体すべてで公費補助している。

つまり公費補助の有無は、各自治体の意識の差の表れだということだ。岡山、長崎両県では地元産科医と自治体が緊密に連絡を取りながら進めているのが特徴だ。

岡山県では１回５５４０円の検査費用について現在、２回まで公費補助。このうち21市町が１回について２８４０円を補助し、６町村が全額補助している。01年7月から14年3月までに18万８１０２人にＮＨＳを実施。このうち難聴が疑われる８５０人（０・45％）に精密検査を行った結果、４８４人（０・26％）の聴覚障害児を確認するなど成果をあげている。

ＮＨＳについて日本産婦人科医会は一昨年には同会所属の施設について初めてアンケート調査を行い、公費補助があればＮＨＳの実施施設数が増えるというデータをもとに、厚労省に全国に普及させるよう強く求めていた。今回の厚労省による全国調査は、こうした流れを加速するものだ。

厚労省は07年1月に都道府県や政令市、特別区に対し「新生児聴覚検査の実施」を促す母子保健課長通知を出していたが、通り一遍の内容に終わっていた。今回は全国調査の結果の公表と同時に通知の内容を改正。①すべての新生児に聴覚検査を実施②新生児の訪問指導等の際、母子健康手帳で受診状況の確認、未受診児の保護者への検査の受診勧奨③検査費用には公費補助を行い、受診者の経済的負担の軽減に努める――など具体的に踏み込んだ。

同課は「新生児聴覚検査は、実施に必要な財源が地方交付税で交付されている以上、市区町村は自分たちの事業であることを認識すべきだ」と話す。

全新生児に検査を行う必要な費用は約50億円。「保育園落ちた日本死ね！」という書き込みをインターネットで突きつけられて、与野党が慌てて待機児童対策を競い合うだけが少子化対策ではないだろう。（2016年6月号）

今後は「セミオープンシステム」で対応――今治市の産科連続出産事故

愛媛県今治市内の産婦人科診療所で、出産直後の女性2人が相次いで死亡する事故が起きた。事態を重視した「日本産婦人科医会」は、事故を起こした50代の男性医師から事故に至る経緯について聞くとともに改善指導をした。中央の医会が地方の会員医師に対し直接指導するのは極めて異例。連続事故が偶発的なものではなく、背景には産科医の技量不足と周囲からの支援態勢の不備など構造的な問題があったとみているためだ。

医会によると、2015年以降、地元医師会や県などに対し、この診療所で医療事故が多発しているとの情報が寄せられ、地元医師会などが調査に乗り出していた。

それによると、12年10月に産後出血が止まらない女性が他の医療機関に搬送されたが死亡したほか、２年３カ月後の15年１月には帝王切開を受けた女性が亡くなった。

その後の調査で、死亡には至らなかったが、09年に帝王切開直後に脳梗塞を起こした女性に左半身不随の重い後遺症が残ったほか、16年には同じく帝王切開後の女性が出血性ショックで一時重症になり、他の病院に搬送されてかろうじて助かった重大なケースが起きていたことも分かった。

これら４人の女性は30代で、新生児はいずれも無事だったという。

医会が４例の事故についてカルテを分析したり聞き取り調査した結果、「共通点が浮かび上がる」と石渡勇・医療安全担当常務理事は指摘する。

今治市は人口約16万６０００人の地方都市で、人口は年々減少。高齢化率は31・６％（14年）で、全国平均の27・３％（16年）よりも高く少子高齢化が進んでいる。

医会によると、この地域の産科の診療所は４か所で、そのほとんどが産科医１人で診療にあたっており、互いの連携はない。輸血用血液が必要になっても松山市の日赤血液センターから届くには１時間半もかかる。近くに総合病院の県立今治病院があるが、常勤の産科医は２人しかおらず、緊急時の態勢としては十分とはいえない。

事故を起こした診療所について石渡理事は「ガイドラインなどを大きく逸脱するような医療行

為が行われていたわけではない」としながらも、問題視したのは1人で手を負えなくなったときに高次病院への搬送が遅れたことだ。

診療所は年間約130例の出産を扱い、うち10～15例が帝王切開。そのほとんどが脊髄くも膜下麻酔など局所麻酔で行い、緊急時に求められる全身麻酔は少ない。以前は常勤医師は親族と2人だったが、1993年ごろから本人だけになったという。スタッフはほかに助産師1人、看護師11人。

石渡理事は「個人の診療所でできることには限界がある」としたうえ「診療所を取り巻く地理的要因や応援医師の確保が困難なことを考えると、バイタルサインの変化を見ながらもう少し早い段階で高次病院へ搬送すべきだった」と断定。今後、手術を県立病院に任せるよう提案した。

これに合わせて地元医師会は県立今治病院内に「産科セミオープンシステム」の設置を求め、愛媛大からもそのために同病院へ常勤の産科医2人を派遣するなど協力の申し出があった。このシステムが実現すると、県立病院は現在の常勤2人から2倍の4人態「勢で周産期医療に取り組むことになり、今よりも出産が安全になる。それに向けた交渉が県当局と始まった。

当の医師は引き続き産科診療に携わることを強く望んでいるといわれ、セミオープンシステムを念頭に、今後、診療所での帝王切開を行わないことや、今年度末で正常分娩も取りやめることを受け入れた。

産科セミオープンシステムは医療機関の機能別役割分担の一環で、妊婦健診は診療所、分娩は緊急事態に対応できる高次病院で行う。産科医不足や妊産婦の高齢化に伴う潜在的リスクの増大への対応として厚労省が05年から全国的に導入を進めてきた。

日本の妊産婦10万人当たり死亡率は近年３～４で推移し、世界のトップクラスに収まっている。医会は死亡率をさらに下げようと、死亡など重大事故は「速やかに」報告するよう会員の産科医に求めているが、それが始まったのは10年以降のケースからだ。重大事故でも死亡以外は報告が遅れる。こうした情報収集の不備も今回の連続事故への対応が遅れた一因といえよう。（２０１７年２月号）

「通知」で規制できるのか――無届け臍帯血移植

経営破綻した民間の臍帯血バンクから流出した臍帯血が国への届けなしに、安全性が確立されていないがん治療や美容を目的に一般患者に移植された事件では、福岡市の販売業者や仲介者、東京都内の医師ら合わせて４人が「再生医療法」違反で起訴された。４人の被告は松山地裁の公判で２０１７年11月10日までにいずれも起訴内容を認め、すべて結審した。年内に判決が言い渡される。

事件を通じ、民間バンクの臍帯血の保存・管理の状況が公的バンクに比べ著しく劣ることが明らかになった。それが事件を誘発した。その現状、背景は――。

臍帯血移植は骨髄、末梢血幹細胞移植と並ぶ「同種造血幹細胞移植」の一つで、3種類の中で最も歴史が浅い。いずれも白血病などの治療に欠かせない。

骨髄・末梢血幹細胞移植では白血球のHLA6抗原が一致することが望ましいが、臍帯血移植では4―5抗原の一致で同程度の効果が得られる。コーディネイト作業は、骨髄・末梢血幹細胞移植では約150日要するが、臍帯血では約2週間で済む。

さらに骨髄・末梢血幹細胞移植ではそれぞれ全身麻酔、造血幹細胞を増やす薬剤（G―CSF）の投与などドナーに負担がかかるが、臍帯血は通常廃棄されるものなのでドナーにはほとんど負担がない。

一方、臍帯血は1回の採取量がせいぜい60cc（130グラム）と少ないうえ、体重が重い患者への移植では幹細胞数が不十分で生着率が低い。移植後に幹細胞が増殖するのに20数日かかり、その間に感染症にかかるリスクが他の2つの移植法よりも高い。

14年1月、3種類の移植を円滑に進めるため「造血幹細胞移植法」が全面施行された。15年度には臍帯血移植は1311件を記録し、骨髄・末梢血幹細胞移植を合わせた1234件を抜いた。16年度も同様だ。

臍帯血は臍帯血バンクで保存される。バンクには、非血縁者の白血病などの治療用に、出産女性から無償提供された臍帯血を保存する「公的バンク」と、民間業者が依頼者との契約で臍帯血を有料で保存する「民間バンク」がある。依頼者は本人や家族の将来の疾病治療に備えるなど私的使用が目的だ。公的バンクは1995年に初めて設立され一時は全国で11カ所あったが、現在は6カ所。臍帯血の保管・引き渡しに係る民間バンクは現在7社ある。

公的バンクでは、全国88の産科施設であらかじめ妊婦から臍帯血の寄付（所有権放棄）の同意を取り、出産後に採血。それを受け取ったバンクは臍帯血から赤血球や血小板を除去して白血球を濃縮（「調整」作業）するとともに、移植を受ける患者が遺伝性疾患や感染症にかかる恐れがないことを9カ月間かけて確認。この後、凍結保存されている各臍帯血について血液型、HLA型、造血幹細胞数などをネット上で「公開」。移植希望患者（医療機関）がその中から使いたいものを選ぶ。

公的バンクでは、臍帯血の品質確保のために採血から「調整」「保存」など一連のプロセスが「造血幹細胞移植法」に基づく厚生労働省令で厳格に定められている。これに対し、民間バンクは規制の対象外のため品質は保証されない。

一連の犯行はこの〝野放し〟の状態の盲点を突く形で行われた。

発端は茨城県つくば市の民間バンクの経営破綻（2009年）。このとき保存されていた臍帯血が依頼者（契約者）に返還されずに臍帯血販売業者に流れ、さらに全国12の医療施設に転売され、約70人の患者に対し、がん治療や美容と称して国に無届けで再生医療が行われたとして摘発された。

「今回のような流出事件は想定していなかった」と厚労省が認めるように、この事件では厚生労働省の民間バンクに対する監視の甘さが明らかになった。法の対象外として実態を全く把握せず、急きょ調査して結果を公表したのは17年9月になってからだ。

厚労省は今後、これら民間バンクに対し、「通知」で業務内容の届出、契約終了・廃業時の臍帯血の返還などを盛り込んだ契約書の提示などを求めることを決めた。

だが、強制力のない「通知」で実効性があるのか疑問だ。対応を誤れば善意の提供で成り立っている公的バンクへ悪影響が及びかねない。民間バンクといえども何らかの法的な規制が必要だろう。（2017年12月号）

「報告書が訴訟に使われてもいい」——発足10年目の産科医療補償制度

「出産後、脳性マヒ（CP）と分かるとみんな訴訟になった。この制度ができないと産科医療は崩壊しかねない状況だった」

日本産婦人科医会の木下勝之会長は貧発足10年目を迎えた「産科医療補償制度」について、こう振り返った。

「最大の問題は財源だった。国に補助金をお願いしても財政当局から相手にされなかった。〝税金を使う以上、すべての診療科が対象。産婦人科だけというのでは駄目〟というのが理由だった。〝もう諦めようか〟と思い、厚労省からトボトボと帰ったことを今でも覚えている」と付け加える。

「その後厚労省の課長が〝民間保険会社を利用してやってみたらどうか〟と勧めてくれ、急に構想が具体化し始めた。最後は日本医療機能評価機構が（制度の運営を）引き受けてくれたのでスタートできた」

以上は第１１９回目のメディアとの懇談会での冒頭あいさつである。

「補償制度」は２００９年1月から始まった。無過失補償制度としては、医薬品による健康被害者救済のための「医薬品副作用被害救済制度」に次ぐ。分娩機関に特段の落ち度がなくても現状ではＣＰの子どもが一定割合で生まれる。これが多数の医事訴訟を招き、医師の産科離れを引き起こして産科医療は危機に瀕していた。

こうした事態を打開し、ＣＰの子どもの救済とともに、ＣＰの原因分析、再発防止策の提言を目指したのが「補償制度」だ。

分娩機関は出産1件当たり3万円（15年1月から1万6000円）の掛け金を立て替えて「機構」に納め、「機構」はそれを民間保険会社に保険料として払う。分娩機関は掛け金と出産費用を合わせた「出産育児一時金」42万円を保険者に請求する。

生まれた子どもがCPと分かると、一時金600万円と20歳になるまで毎年120万円ずつ、合計3000万円の看護・介護費用が給付される。20歳以降は障害基礎年金に引き継がれる。

「機構」は17年末までに09―16年の出世児についての2980件の申請を審査し、2233件（75％）の補償を決めた。残りは①補償対象基準に非該当②要件を満たせば再審査可能③継続審査中―だ。

全診療科合わせた医事訴訟の件数はピーク時の04―06年には年間1000件を超えていたが、15―17年には750件台まで3割減った。だが産婦人科に限ると140―160件台から50件台まで7割の減少だ。これほど劇的な減少をもたらした最大の要因は「補償制度」だ。これに産婦人科診療ガイドラインの策定、15年10月からの医療事故調査制度のスタート、医療技術の向上なども加わり、相乗効果となって表れた。

分娩機関からの審査請求を受けて「機構」が原因分析した結果は報告書として分娩機関のほかPCの子どもの保護者にも配布される。原因分析に関するアンケート調査について分娩機関、保護者の双方から返ってくる回答は「とても良かった」「まあまあ良かった」など好意的なものが大半を占めている。「補償制度」が有効に機能しているという証左だろう。

報告書を保護者にも配布することに対し、根強い反対の声がある。「報告書が医事訴訟に使われるのはけしからん」というのがその理由だ。事実、その報告書がもとで祖訴訟に負けた産婦人科医もいるという。

だが、木下会長は「過失認定は本来、裁判所が行うべきことだ。原因分析報告書は医学的な分析に基づいたものであり、なぜ医師はそれにビクビクし、抵抗するのか。報告書が使われたから訴訟に負けたというが、それは報告書に問題があるのではなく、そもそもの事例に問題があったということだ。その場合は訴訟に限らずどんな場でも負けるだろう」と断言。そのうえで「日本では（産婦人科以外の診療科で）今でも事故報告書を患者に渡さないことが続いている。事実は事実として公表すべきだ」と意識改革を求める。

ＣＰの子どもの40％は原因が不明だ。原因が判明しても現在の医療レベルでは防ぎ切れなかった場合もある。その厳しい状況の中で産科医療を崩壊から守るには、保護者を含めた当時者に事故原因分析の結果や再発防止策の提案などを開示して信頼を得るしかない。そのために全力を挙げてきたからこそ木下会長の言葉は出てきたのだろう。他の診療科もこれにならってもらいたい。

（２０１８年６月号）

〈臓器移植〉

「隔世の感」の日本移植学会——病腎移植で見せた毅然たる姿勢

臓器移植に関する報道には20年以上かかわってきたが、最近驚かされたのは、日本移植学会の対応である。愛媛県の宇和島徳洲会病院など瀬戸内グループが行った病腎移植について、2007年3月31日、他の関係3学会とともに大阪市内で声明・見解を公表した際のことだ。

病腎移植は「現時点では医学的に妥当性がない」として否定した際、その第一の理由に、臓器提供者（ドナー）の人権を軽視し、不利益を与えたことを挙げた。

従来、移植学会はドナーよりも移植を受ける患者（レシピエント）の側に立つ医師集団とみられてきた。

1968年に札幌医大で行われたわが国初の心臓移植ではドナーの人権軽視が指摘され、その後尾を引いた。97年に成立した脳死下での臓器移植を認める臓器移植法の国会審議の際、臓器提供にいかに厳格な歯止めをかけるかに論議が集中したのは、ドナーの人権が軽んじられるのではないかとの不信感からだった。

こうした経緯を振り返ると、移植学会がドナーの人権を口にするなどということは、以前だったら考えられなかった。

「隔世の感」すら覚える。

姿勢が１８０度変わったのは、病気腎移植に対する明確な態度を示さないと、軌道に乗り始めた脳死移植を含む移植全体への信用が根底から覆されかねないと判断したためだろう。移植学会は脳死移植再開の際「オープン、フェア、ベスト」の態勢で臨むと国民に誓った。これを忠実に履行したといってもいい。

翻って病腎移植を支持するグループの動きはどうか。４月18日、東京都内で「移植への理解を求める会」が病腎移植を擁護するシンポジウムを開いた。そこでは宇和島徳洲会病院などで行われた42例の病腎移植についての報告のほか、米国の研究者による発表が行われた。

そのうちの１人はビデオ講演で、疫学データをもとに「一般人よりもレシピエントの発がん率は高いが、ドナーからレシピエントへのがんの転移はまれであり、移植の際に考慮する必要はない」と断言。リチャード・ハワード・米国移植外科学会元会長も「理想的な移植用臓器はない。米国でも最近は肝炎や糖尿病、がんを患ったことのあるドナーからの臓器も移植に使うようになっている」と病腎移植を擁護した。いずれも非常に興味を引く内容の発表だったことは確かだ。

だが、わが国の病腎移植で問題になったのは、医学的安全性もさることながら、それ以前の問題、つまり病腎の摘出自体の医学的妥当性だったのである。

先の声明・見解は例えば、ドナーの病気の中でネフローゼ症候群などについて「十分な内科的治療を受けた確証がない」、動脈瘤などについては「温存治療を第一選択とするのが原則で、摘出は医学的に例外」とし、同じ摘出でも治療としてではなく移植を意識した手術方法がとられた例があったことを指摘している。

摘出の際の文書による同意の取り方、さらにその摘出腎をレシピエントに移植する際の文書による同意の取り方が不十分だったことも明らかにしている。

残念ながらシンポジウムでは、瀬戸内グループの病腎移植の擁護に偏り、4学会の声明・見解が指摘したドナーの人権軽視への言及はなかった。

病腎移植を支持する弁護士グループが会場で配布した文書もレシピエントの「治療選択権」の強調ばかりが目立った。

10年前の臓器移植法をめぐる論議で、ドナーの人権擁護を最も強く主張していた団体の1つは、他ならぬ上部団体の日弁連だったことを忘れたのだろうか。

厚生労働省の臓器移植委員会が4月23日、臓器移植法の運用指針の改正案を示し、現時点での病腎移植の原則禁止を盛り込んだのはやむを得ない。

ドナーの病腎を通し、B型肝炎ウイルスに感染したレシピエントが肝障害などで死亡したことを市立宇和島病院の調査委員会が4月29日に公表している。

それでも病腎移植のような「実験的医療」を行いたいならば、厚労省の定めた「臨床研究指針」を厳守し、情報開示をしながら進めるべきである。（２００７年６月号）

〝臓器提供法〟から〝臓器摘出法〟へ――改正移植法成立

脳死を「人の死」とし、本人の意思が不明か本人が拒否しなければ家族の承諾で移植用臓器の摘出が可能になり、提供者の年齢制限も撤廃する改正臓器移植法が２００９年７月13日、参院本会議で可決・成立した。現行法が１９９７年に成立して以来、12年ぶりの改正である。

１年後に施行されるが、法改正というよりも、むしろ新法に近いほど法の性格が一変する。総じて現行法がドナー側に軸足を置いた〝臓器提供法〟であるのに対し、改正法は移植を受ける側に立つ〝臓器摘出法〟といえるからだ。

12年前と同様に今回の衆参の採決でもほとんどの政党が党議拘束を外した。倫理観や死生観に深くかかわる問題だけに各議員の判断に任せた。これに異論はないが、党議拘束を外すことは大きな利害関係団体がないことを意味している。有り体にいえば議員にとって選挙の「票」にならない課題なのである。だからこそ現行法の付則で規定する「施行後３年の見直し」が大幅に遅れたともいえる。

05年から07年にかけて、今回成立した法案のほか、2法案が国会に提出されたが、09年春まで審議されることなく、たなざらしにされてきた。その中で臓器移植法の改正審議の機運が高まってきたのは国際的な動向を受けてのことだ。

08年5月、国際移植学会が自国外での移植の自粛を求める宣言を採択した。この宣言の主眼は臓器売買に絡む「移植ツーリズム」の規制だが、移植用臓器の自国内での確保も求めている。

これを受けて世界保健機関（WHO）も09年5月の総会で同様の指針の改定を予定していた。新型インフルエンザ対策を優先したため、改定が1年延期されたとはいえ、世界的に渡航移植を制限する動きにあることに変わりはない。こうした〝外圧〟によって国会が重い腰を上げるのはいつもながらのことである。

折しも政局が流動化し、衆院の解散が間近に迫ってきた。現行法の成立時のように、論点を一つずつ時間をかけて審議し、意見の収斂を図り、議論を深める努力はなされなかった。

審議が長引き、衆院解散になればすべての法案が廃案になり、国会の不作為の責任が問われる。長い間、改正に取り組んでこなかった後ろめたさもあり、十分に審議するよりも、衆院解散に伴う廃案を避けようとする動きが急速に高まり、追い立てられるように慌ただしく採決に踏み切った感は否めない。

それだけに改正法には幾つかの疑問や懸念が指摘されている。

現行法では、臓器提供の場合に限って脳死は「人の死」としているのに対し、改正法は脳死を一律に「人の死」と位置付けている。この点について改正法支持の議員や日本移植学会は「運用上は臓器提供の場合に限る」と説明してきた。だが、「運用上」現行法と改正法が同じなら、現行法の「臓器移植の場合」に限定するとした記述部分が改正法でなぜ削除されたのかを説明できない。この食い違いについて衆参両院でほとんど審議されず、脳死をめぐる基本的認識の溝は埋まらないまま審議は打ち切られてしまった。大きな〝火種〟を残したといえ、今後、脳死は一律に「人の死」という新たな「死の定義」が一人歩きし、臓器提供以外の医療現場で治療の中止や人工呼吸器を外すのが早まる恐れはないか。

脳死を「人の死」とすることを受け入れない国民への配慮を忘れてはならない。政府は、臓器提供やそれを前提にした脳死判定は拒否できることを国民に明確に伝える必要がある。

脳死の時点で本人の意思が不明でも後から拒否の意思が判明する事態が起きないように、賛否を問わず日ごろから意思表示を明確にする機会を拡大するように政府は努めなければならない。

救急医療の現場で脳死患者が発生したとき、医療機関は従来、意思表示をしている患者の家族だけに提供意思を確認すれば済んだが、本人意思が不明のとき、どの範囲の家族に確認するのか。そうなると医療側に過大な負担を負わし、救急医療の崩壊に拍車をかけかねない。そうならないような態勢の充実も求められる。

今国会では脳死ドナーをいかに増やすかに焦点が当てられ、わが国で多数行われている肝臓などの生体移植についての法的規制はほとんど審議されなかった。

対案が求めていたように、生きているドナーを守る観点から、ドナーの要件を脳死移植並みに法で厳格に定めることも早急に検討すべきである。（２００９年9月号）

不透明になった移植医療――書面なしの家族承諾の臓器提供

改正臓器移植法が２０１０年7月17日に全面施行されてからわずかの間に、家族の「承諾」で、脳死下の臓器提供をするケースが相次いでいる。

日本臓器移植ネットワークは8月9日、交通事故で関東地方の病院に入院中の20代男性について、本人は生前に文書で臓器提供の意思表示をしていなかったが、家族が脳死判定と臓器提供を承諾し、法的脳死と判定されたことを明らかにした。10日未明から臓器摘出が始まり、全国5病院で移植手術が行われた。

旧臓器移植法やそれに基づく指針などではドナー（臓器提供者）は15歳以上で、かつ生前にドナーカードなど書面で提供の意思表示をし、家族が承諾した場合に脳死判定・臓器提供が可能になるなど提供要件が厳格に定められていた。

改正法では提供要件が大幅に緩和された。提供の年齢制限が撤廃され、本人の生前の意思表示がある場合のほか、意思が不明の場合でも家族の承諾があれば提供できるようになった。意思表示も書面の必要性はなくなった。今回の場合、意思表示はドナーカードや健康保険証、運転免許証などへの記載ではなく、家族に生前、口頭で伝えていて、それを家族が「総意」で「尊重」して決めたという。

今回の移植自体は改正法に違反していないが、問題は、臓器提供に至る過程が著しく不透明なことだ。９日夕から厚労省で行われたネットの記者会見で、ドナーが提供の意思を家族に告げた時期や、ドナーが心臓死ではなく脳死下での臓器提供にも同意していたのかどうかなどの質問に対し、ネットは「把握していない」「確認できていない」などを連発するだけで返答に窮する場面が目立った。

記者側が納得しないのでネットは家族に再度確認することを約束し、10日朝になって、20代男性が「家族で臓器移植関連のテレビ番組を見ていた際に、本人が口頭により、臓器の提供意思を表示していたため、家族は本人の意思を尊重した」との家族のコメントを公表した。

それを読む限り、ネットが記者会見で説明していたドナーの意思表示は「家族に生前、口頭で伝えていた」などという積極的なものではなく、テレビ番組を見ていて提供意思の言葉を漏らしたという状況に近いと言わざるを得ない。

ネットというフィルターを通すことで、意思表示の状況が脚色されかねない懸念のあることを示したといってもいい。

ドナーの発言時期や臓器提供が脳死か心臓死のいずれを想定したものかなどは依然、明らかにされていない。

ネットが記者側の質問を家族にどこまで正確に伝えたのか疑問である。臓器提供にかかわる他の情報についても、ネットが公表を避けた理由としてたびたび口にした「家族の意向」は実は「ネットの意向」ではないかとさえ思えてくる。

情報の不透明さは、口頭の意思表示がなく、家族の承諾だけで提供に踏み切った2例目でも見られた。ネットは8月19日、近畿地方の病院で脳死判定された男性について、病院名、病状はもとより、年齢も「18歳以上」というだけで、20歳以上か以下かさえ「家族の意向」を理由に公表していない。3例目以降も同様に情報はほとんど公表されていない。

忘れてならないのは、第三者の死を前提にして初めて成り立つ臓器移植で最も重要なことは透明性の確保である。

改正法で家族の承諾だけで臓器提供が可能になり、ドナーの増加が期待される以上、透明性がいっそう求められる。

家族の承諾の重みが増した分だけ提供に至る過程を詳細に公表すべきだ。

もともとネットはドナーと移植を受ける患者との橋渡しをする業務の性格上、移植サイドに軸足を置いており、中立とは言い難い。そこに情報が集中し、フィルターを通した情報しか公表されないことが国民の間で不信感を生んでいる。

改正法の最大の眼目だった15歳未満がドナーの場合も「家族の意向」を盾に秘密主義を押し通すつもりだろうか。

不透明な臓器提供が続けば、結局は移植医療への不信感を増幅させる。厚労省は第三者を入れた事後の検証を十分に行う必要がある。（２０１０年10月号）

情報開示が不十分だ――初の家族承諾による10代前半男子の脳死判定

２０１１年４月12日、厚生労働省と日本臓器移植ネットワーク（移植ネット）は、初めて10代前半の男子が改正臓器移植法に基づき脳死と判定されたことを公表した。翌13日早朝から臓器の摘出が始まり、全国５病院に移送され、14日朝までに心、肝、腎、膵、肺の移植が終了した。

肺移植をした東北大病院では東日本大震災の被害から復旧した直後であったうえ、13日に仙台空港が再開された〝幸運〟に恵まれ、チャーター機を利用して搬送するなどして移植にこぎつけた。

とはいえ問題がないわけではない。「プライバシー」を理由に公表された情報は極めて少ないのだ。これでは脳死移植への信頼は高まらず、後が続くかどうか疑問だ。

臓器移植を仲介する移植ネットによれば、ドナーは（臓器提供者）は「交通事故による重症頭部外傷」で「関東甲信越地方の病院」に入院していた「10歳以上15歳未満」の男子で、11～12日に2回の脳死判定が行われ、家族が提供を承諾した。

2010年7月17日に全面施行された改正法では提供要件が大幅に緩和された。改正前にあったドナーは十五歳以上という年齢制限が改正法の運用指針（ガイドライン）では撤廃され、本人の生前の意思表示がない場合でも生後12週未満を除き家族の承諾で提供できるようになった。

改正法で国内での子供の脳死判定とそれに基づく臓器提供への道が開かれたとはいえ、親は脳死の子供の臓器を提供する際に重い決断を迫られる。法改正後も子供のドナーが増えないのはこのためだろう。

こうした状況の中で今回のケースは、今後の子供の脳死判定・臓器提供の前例になるだけに、透明性が従来にもまして求められていたが、移植ネットの対応はこれにこたえているとはいえない。

移植ネットがいうように、ドナー家族のプライバシーの保護は重要だ。

だが、国民の多くが関心を寄せるのは、ドナーが誰であるかよりも、子供が脳死判定された家族がどのような経緯を経て臓器提供の承諾を決断したか、そのプロセスではないか。移植ネットはこの点をきちんと説明し、理解を求めるべきだろう。

ところが、ドナーの年齢、入院先の医療機関の都道府県名、医療機関名はもとより、脳死判定医や主治医の所属診療科、病院倫理委員会の委員構成や審議内容、主治医や移植コーディネーターが家族に臓器提供を持ちかけた内容まで「控えさせてもらう」と明らかにすることを頑なに拒み、ほとんど何も公表していないのに等しい。治療の過程、ドナーが提供を拒否していないことの意思確認や虐待の有無の確認方法も明らかにしなかった。

その理由について「家族の意向」を盾にとるが、本当にすべてそうなのか。移植ネットや厚労省の意向ではないのか。

改正法施行後、厚労省記者会は再三、一定程度の情報開示を求めてきたが、両者はこれまで全く応じる姿勢を見せていない。

だがプライバシーを保護しつつ最小限の事実関係の開示はできるはずだ。国民の関心が高い問題だけに、どのようなプロセスを経て臓器提供がなされたのか、そのときの家族の迷い、苦渋の決断などをうかがわせる内容があってこそリアリティーが高まり、多くの国民の共感を呼ぶのではないか。この点、今回公表された情報ではあまりにもリアリティーに欠ける。

今後は、第三者を標榜している厚労省の「検証会議」の審議（非公開）に期待したいところだが、家族承諾だけで脳死移植を実施した10年8月の3例の検証結果について、11年4月18日の記者会見の席では禅問答のように「妥当」と繰り返すだけで、どこがどのように妥当かはほとんど明らかにしなかった。

今後もこの調子だとすれば、国民の信頼を裏切るものといわざるを得ない。

改正法の施行後、今回までに42例の脳死判定が行われたが、今回を含め39例までが家族の承諾だけで臓器提供されている。しかもそのほとんどが脳死判定に至る詳細な経緯が不明である。

臓器移植は第三者の死を前提にして初めて成り立つ。最も重要なことは透明性の確保であることは移植関係者なら知っているはずだ。家族の承諾だけで臓器提供が可能になった現在、それはいっそう強く求められる。不透明さがぬぐえない脳死判定を繰り返していては不信感が増すだろう。（2011年6月号）

病院任せの「親族確認」では不十分だ――再発した臓器売買事件

脳死下での臓器移植の要件を大幅に緩和した改正臓器移植法が2010年7月17日に全面施行されてから1年経過した。

旧臓器移植法にあった提供者の年齢制限が撤廃され、本人の生前の意思表示がある場合のほか、意思不明の場合でも家族の承諾だけで提供できるようになった。意思表示方法でも書面の必要性はなくなった。

これにより改正法施行後1年間の脳死移植は55例に達するなど臓器提供者（ドナー）は大幅に増えた。１９９７年施行の旧移植法のもとでの13年間に行われた脳死移植が86例で年平均7例にも満たなかったことを踏まえれば、ドナーの要件緩和が移植推進に果たした効果の大きさが分かる。

その陰で、暴力団絡みの衝撃的な臓器売買事件が発覚し、11年6月、警視庁が臓器移植法違反容疑で摘発に乗り出した。

これまでの調べによると、慢性腎不全を患い、人工透析を受けていた東京都内の男性開業医（55歳）は、09年から10年にかけ暴力団員に現金１０００万円を渡してドナーを探してもらい養子縁組を偽装し、板橋区内の病院で10年6月、生体腎移植を受けようとした。だが、金銭の上乗せ要求をめぐるトラブルから移植は実現しなかった。これを医師の妻が警視庁に相談したことがきっかけで事件が明るみに出た。ところが開業医はこのトラブルにも懲りず、別の暴力団員の仲介で新たなドナーである埼玉県出身の21歳の男性と養子縁組を偽装し、10年7月に宇和島徳洲会病院で生体腎移植を受けた。

開業医は腎不全と診断されたあと、07年には日本臓器移植ネットワークに移植希望者として登録していたが、平均14年という待機期間を待ちきれなかったようだ。

このため08年ごろフィリピンに渡航して生体移植を受けようとしたが、同国政府が同じころ、悪質な仲介者による臓器売買が横行していたことを踏まえ、外国人への生体腎移植を原則禁止することを決めたため、移植を受けるには至らなかった。

事件の発覚で驚かされるのは、この開業医のモラルの低さだ。移植は通常の医療と異なり第3者が関与するため、その実施には透明性と高い倫理性が求められる。思うように移植が受けられず、焦りが募っていたとはいえ、金に飽かして医師自らがルール破りをするのはあまりにも情けない。

臓器移植法違反の犯罪に医師自身がかかわっていたことは、移植医療への信頼を大きく傷つけたことは間違いない。

開業医は宇和島徳洲会病院で移植を受ける際、病院側を信用させるために、21歳の男性ドナーについて「長女の以前からの知り合い」などと説明していたという。

長女と同じ年ごろという健康な若い男性のからだを傷つけ腎臓を不法に得ることに何の心の痛みも感じなかったのだろうか。一人の親として、長女と男性の立場を置き換えて考えることをしなかったのだろうか。

移植が行われた宇和島徳洲会病院では、患者が知人女性を「親族」と偽って生体腎移植のドナーに仕立て、多額の金品を渡していたことが06年に発覚し、初の臓器移植法違反に問われた経緯がある。にもかかわらず今回、同じ舞台で同じような事件が起きた。病院の倫理委員会は移植の是非を審議したというが、親族確認の作業が相変わらず不徹底との批判は避けられない。

とはいえ開業医が最初に移植を受けようとした板橋区内の病院でも倫理委員会が移植を認めていたことからすると、問題は倫理委員会のレベルにあるだけではないようだ。

06年の事件後、日本移植学会の倫理指針や臓器移植法の運用指針は改定され、生体移植は原則として親族間に限定したうえ、提供に際しては戸籍謄本や住民票、健康保険証など「公的証明証」による確認を義務付けた。だが、必要な要件を満たした書類で養子縁組が偽装され、さらに口裏を合わされれば、それを見抜くのは容易ではないだろう。医師は刑事ではないのだ。

親族確認を個々の医療機関の倫理委員会に任せておいては、再び同様の事件が繰り返されかねない。倫理委員会は医療機関によってレベル差が歴然としているからだ。親族確認は公的機関が責任をもって行うべきであり本来なら指針ではなく法に盛り込むべき事項である。今回の事件では生体腎移植は養子縁組後わずか１カ月で行われた。養子縁組後、一定年数を経過しないと、移植を認めないなどの規制も欠かせない。（２０１１年９月号）

提供までの経緯をできるだけ明らかに——初の6歳未満ドナー

改正臓器移植法に基づき、6際未満では初めて脳死判定された男児からの心臓や肝臓などの摘出と、移植手術が2012年6月、行われた。臓器提供者（ドナー）が15歳未満のケースは、2011年4月の10代前半の男子に次いで2例目だが、今回の6歳未満ではより厳しい脳死判定基準が適用された。

ドナーの男児は、富山大付属病院（富山市）に入院していた。同大などの説明によると、男子は6月上旬、事故で心肺停止に陥ったあと「低酸素性脳症」となり、地元の病院から同大に搬送されてきた。

同大が「回復は難しい」と伝えたところ、家族が臓器提供を申し出たという。6月13日に第1回の脳死判定を終了、ドナーが6歳未満のため、脳の回復力が高いことを考慮した判定基準に従い、通常の4倍の24時間以上あけて第2回目の判定を行った。

心臓は大阪大付属病院（大阪府吹田市）に入院中の拡張型心筋症の女児、肝臓は国立成育医療センター（東京都世田谷区）の肝不全の女児に提供された。

いずれも10歳未満とされ、日本臓器移植ネットワークの「子どもの臓器は子どもへ」という選択基準に従った。

１９９７年施行の旧臓器移植法では、ドナー本人が生前に書面で脳死判定と臓器提供について意思表示していることが不可欠で、その場合に本人意思が有効とされるのは、民法上の遺言可能年齢などを参考に運用指針（ガイドライン）で15歳以上に限定されていた。

改正法では提供条件が大幅に緩められ、15歳未満を含め本人意思が不明の場合、拒否していなければ家族の書面による承諾で臓器提供ができるようになった。

一方、臓器提供を受ける患者（レシピエント）については、２０００年3月、大阪大で20代女性から提供された心臓の移植を受けた8歳の男児がこれまで最年少だったが、今回の同大でのレシピエントはこれをさらに下回った。

子どもの心臓移植の場合、大きさが重視される。年齢が近い子ども同士での移植の方が移植後の生存率が高いことが海外のデータで実証されているからだ。昨年年4月のケースでも「子どもの臓器は子どもへ」というルールに従い、心臓は同年代の10代男子に移植された。

ドナーの両親は臓器提供後「私たちにとって大変悲しいことですが、大きな希望を残してくれました。息子が誰かのからだの一部となって長く生きてくれるのではないかと」とのコメントを発表した。悲しみをこらえ、冷静に受けとめようとする姿が目に浮かぶようで、胸が詰まる。

この両親の発言に勇気づけられた人々は少なくないだろう。改正法施行後も国内での小児移植の機会が一向になかった。国内移植はほとんどあきらめ、やむなく高額の寄付金を募らざるをえない渡航移植を迫られてきた家族が少なくないからだ。

とはいえ、成人の移植が通常医療に近いほど珍しくなくなった半面、幼児の場合、依然と厳しい状況にあることは間違いない。

幼児からの臓器提供を増やそうとするならば、移植推進の立場にある厚労省や移植関係者らが国民に理解を求めていく地道な努力が欠かせない。

厚労省は今回の移植が適正だったかどうかを1年以内に検証するとしている。

ドナーの入院に至るまでの経緯、十分な救命医療が施されたかどうか、両親が臓器提供を決断するまで経緯、医療関係者や臓器移植コーディネーターとのやりとり、虐待の有無の確認状況などを可能な限り公表し、臓器提供が一点の曇りもなく公正に行われたことを示すことが必要だ。こうした積み重ねが国民の信頼を高める。

ドナー、レシピエントやその家族のプライバシー保護は重要だが、プライバシー保護が行き過ぎると情報隠しに陥りやすい。この点はドナー、レシピエントをつなぐ臓器移植ネットワークにこれまでもしばしばみられた。

臓器移植をめぐっては、人工透析を受けていた東京都内の開業医の依頼を受けた暴力団絡みの臓器売買事件が10年に発覚し、警視庁が臓器移植法違反容疑で摘発したことは記憶に新しい。臓器移植は、患者以外の第三者の存在が不可欠な特異な医療ゆえに、その実施には高い倫理性と透

明性が求められる。このことも忘れてはならない。（２０１２年8月号）

中国への〝移植ツーリズム〟禁止を――「良心の囚人」らから臓器を摘出

「中国における臓器移植を考える会」＝ＳＭＧ（Stop Medical Genocide）ネットワーク＝から２０１７年末、医学ジャーナリスト協会事務局を通じ、発足式の案内が届いた。式は18年1月23日、参議院会館で開かれた。関東地方は前日、４年ぶりの大雪に見舞われ、足元が悪いせいか、参加した協会員は筆者だけだった。

中国では死刑囚に続き「良心の囚人」（言論や思想、宗教、人種などを理由に不当に逮捕された人々）からも本人の意思を無視して移植用の臓器が摘出され、政府高官やその身内、日本人など裕福な外国人患者に優先的に移植されている――との疑惑が以前から指摘されてきた。

わが国では臓器提供に際して、本人の生前の意思表示を原則とするとともに、移植を受ける患者の順番が症状の重さに応じて厳密に決められる公的な登録システムが当たり前になっている。だが、それと正反対のおぞましい臓器移植が隣国の中国では継続的に行われ、現在も続いているとされる。これに歯止めをかけようというのがＳＭＧネットワークだ。

同会の代表を保守系外交評論家の加瀬英明氏が務めていることから、為にする中国批判との見方もあるが、これは違う。

中国における臓器移植の実態を日本に最初に紹介したのは、元岡山大学教授の粟屋剛氏である。粟屋氏は思想的な右、左とは無関係の生命倫理の研究者である。

最近はあまり会う機会がないが、年齢が近いこともあって以前から親しくし、何度も一献傾けた仲である。同氏は1990年代半ばから「中国における死刑囚からの臓器移植」の現地調査を行い、98年には米国連邦議会下院の公聴会で証言・意見陳述を行うほど、この問題に精通している。

「現地調査の前は、尾ひれ背びれがついたオーバーな噂、と思っていた」が「実際に行くと噂どころかそれ以上だった」と以前、筆者に語ったことがある。

同氏の調査をきっかけに中国の臓器移植問題は徐々に海外でも知られるようになったが、肝心の日本での動きは鈍かった。

昨年から発起人会を何度も開いてようやくこぎつけた「考える会」の発足会には有志の国会議員、地方議員のほか、中国で反体制派とされ迫害されているキリスト教徒の一派、イスラム系のウイグル人など少数民族出身者ら合わせて約90人が参加した。

さらに招待客として、中国の移植問題を10年間、調査してきたカナダのデービッド・キルガー元アジア太平洋担当大臣とデービッド・マタス国際人権弁護士、イスラエルのジェイコブ・ラヴィー心臓移植医の３人も加わり、それぞれの立場から中国での臓器移植の実態について報告した。

海外からのゲスト３人や「考える会」などの話を総合すると、最も疑念を生じさせるのは、中国が臓器提供者（ドナー）をどう確保しているかだ。中国は長い間秘匿していたが、05年には死刑囚からの臓器摘出を認め、15年には一応、死刑囚からの摘出の停止を宣言した。

中国が世界一の〝死刑大国〟としても、年間の執行数は数千人。公式発表の年間１万件の移植を行うにはドナーが足らない。本当に死刑囚から摘出をやめたなら、さらに足らなくなるはずだ。マタス氏やキルガー氏の独自調査では実際の移植数は公式見解の数倍から10倍。06年には中国の病院に勤務していた女性の米国での証言から、法輪功の学習者からも臓器を摘出していたことが明らかになっている。

これらを踏まえ両氏は「死刑囚のほか中国政府が危険と見なす法輪功学習者、ウイグル人、チベット人など『良心の囚人』からも臓器を摘出している」と断定している。

中国は米国以上の移植大国なのに国際学術誌に移植関係の論文が載らないのはドナー情報を明らかにできないためと見られる。

中国では臓器移植がすでに営利追求のビジネスになり、海外から富裕な患者が押し寄せている。国別では日本、韓国の順で多いとされる。

一方、日本を含む65カ国が加盟する国際移植学会は08年5月「イスタンブール宣言」を採択。

営利目的の〝移植ツーリズム〟を禁止、移植用臓器は自国で確保するよう求めている。「宣言」には法的拘束力はないが、08年から16年にかけてイスラエル、スペイン、台湾が法改正をし、臓器売買などが絡んだ不透明な渡航移植を禁止し、自国から中国への営利目的の〝移植ツーリズム〟を禁止した。

世界で初めて中国への渡航移植を禁じる法改正を主導してきたイスラエルのラヴィー氏は「日本も中国への〝移植ツーリズム〟を法で禁止すべきだ。そうしないと中国の『良心の囚人』が次々と被害者になる」と訴えた。

ところが中国への〝移植ツーリズム〟禁止について日本政府、国会は消極的だ。幸い「考える会」には多くの地方議員が参加、中国への渡航移植を法的に禁止するよう求めて活動を始めている。

こうした動きに押され、埼玉県議会が17年10月、中国を念頭に「臓器移植ネットワークが構築されていない外国における移植は臓器売買等の懸念を生じさせ、人権上ゆゆしき問題」とした「臓器移植の環境整備を求める意見書」を可決、政府に対し対策を求めている。同年11月、名古屋市議会も同様の趣旨の意見書を可決した。両議会に先立ち青森県六戸町は既に14年3月、臓器移植目的の中国への渡航を禁止する法律の制定を求める意見書を可決している。発足式では、さらに全国に広げることが確認された。

中国で移植を受けた患者が帰国後、国内の医療機関で受診拒否されるケースは少なくない。中国で腎臓移植を受けた静岡県内の男性患者の診療を浜松医大が「内規」に基づき拒否したケースでは、同大は患者から医師法違反で損害賠償請求訴訟を起こされたことが16年に明らかになった。（注）厚労省・医事課によると、臓器売買で移植を受けた者についても医師には診療する応召義務があるという。このため日本移植学会はこうした渡航移植患者への対応には慎重だ。

江川裕人理事長は「患者に対し〝臓器移植法違反の疑いがあるので最寄りの警察に通報する〟と伝える」としながらも「それに同意するなら診察せざるを得ない」と歯切れが悪い。

厚労省は17年末、渡航移植のために支払った医療費について「海外療養費制度」を使い、一定額まで医療保険から払い戻すことを決め、健康保険組合などに通知した。これについて「保険適用が渡航移植を促進しかねない」との批判があるが①日本臓器移植ネットワークへの登録②日本の主治医の紹介状の提出の義務付けなどの要件を定めていることから厚労省は「営利目的の〝移植ツーリズム〟で移植を受けた患者は除外できる」と話している。（日本医学ジャーナリスト協会会報２０１８年４月）（注）２０１８年12月、静岡地裁が患者の請求を棄却。

〈終末期医療を考える〉

事実関係が二転三転——富山・射水市民病院の人工呼吸器取り外し

富山県の射水市民病院で起きた、延命治療の打ち切りは、2006年3月25日、同市役所で突然行われた分家静男市長の記者会見で初めて公表された。

分家市長や、麻野井英次病院長らの説明では、男性外科部長が2000年から05年までの間に、50代から90代のがんなどの末期入院患者7人（男性4人、女性3人）の人工呼吸器を外して治療行為を中止し、死なせた。

明るみに出たきっかけは、05年10月12日、たまたま内科病棟に入院していた外科系の男性患者について外科部長が人工呼吸器を外すようにと内科の看護師長に指示したことだった。報告を受けた病院長は外科部長に対し、外すことを禁止した。同様の事例があることを察して同日、院内に調査委員会を設けて過去10年間に死亡した外科系患者のカルテなどを調べたところ、7人の入院患者が人工呼吸器を外されて死亡していたことが分かった。

問題発覚のきっかけになった患者について当初、病院側は外科部長が「家族から要望があった」として延命治療を中止しようとしたと説明していたが、家族は「頼んでいない」といったん否定。

その後、「記憶違い」と理由に「同意していた」として前言を翻した。

そうかと思えば、７人について外科部長は当初「すべて家族が同意し、人工呼吸器の取り外しに立ち会った。うち６人については他の医師や看護師もいた」と説明していたが、半日後「１人は記憶にない。別の医師が取り外した」と発言を修正。さらに「６件中５件は他の医師と相談して決めた」などと話している。打だが、これもあやふやである。

要するに、問題が発覚して以来、肝心な〝事実関係〟がコロコロと変わっているのだ。今後も二転三転するだろう。

それでも浮かび上がるのは、今回の延命治療の中止が「慈悲殺」に近いとはいえ、当初言われたような「尊厳死」ではないということだ。

尊厳死に関する明確な法的規定がわが国にはないとはいえ、91年の東海大〝安楽死〟事件以来、終末期医療の打ち切りをめぐって出された数々の判例を通じ、どの国民も納得できる一定の原則が確立されつつあると言ってもいい。

例えば、複数の医師による判断、患者の意思表示の有無の確認は、現時点で法的な取り決めや指針などがなくても守るべき原則だろう。今回のケースでは外科部長以外の外科医の存在感が極めて希薄で、外科部長との「相談」が対等のものだったのかどうかがはっきりしない。

「尊厳死」とするには、患者本人の明確な意思表示が不可欠だが、それはない。それに代わるものとして家族の口頭による同意があったしても、その家族が本当に患者の利益を代弁できる立場にあったのかどうかは不明である。

06年2月末に日本医師会生命倫理懇談会がまとめた「ふたたび終末期医療について」の報告書が、安楽死、尊厳死を問わず「本人意思」の重視を強調しているのはこのためといっていい。

こう書くと「医療現場を知らない絵空事」と批判が出てきそうである。現に筆者のもとに「問題の医師がなぜ家族に慕われていたのかも考えるべきだ」というメールが関東地方の医師から届いた。

終末期医療の現場で悩む医師が少なくないことは分かる。だが、そのような良心的な医師ばかりとは限らない。そんなとき「医師の裁量」だけに任せていては安易に延命医療が中止されないか。

「安楽死・尊厳死法制化を阻止する会」が「家族は必ずしも患者の保護者とはいえない」と指摘しているが、これがどんな状況を指すか、医療従事者なら幾つかのケースがすぐに頭に浮かぶだろう。

従来アウンの呼吸で行われてきた延命治療の中止のあり方をこの際徹底的に議論しないと再び混乱が起こりかねない。

最後に、今回のように外科病棟で長年行われてきた延命医療の中止を、院長をはじめ他の診療科が本当に気が付かなかったのか。そうだとしたら病院組織のあり方にも問題があるといえよう。
（２００６年5月号）

「施設」から「在宅」――英国のホスピスは今

２００６年秋、取材で英国とドイツの緩和ケア病棟・ホスピスを訪れた。

英国では、定番通りまずロンドンの「セント・クリストファー・ホスピス」を取材した。ホスピスのメッカとして知られるだけに、毎年、日本からも医療、福祉関係者が多数訪れている。

一体どれくらいの日本人が見学に行くのだろう。こうした数字は学問、研究とは直接関係がないので、日本で書かれた論文などではまず知ることはできない。

緩和ケア部門の最高責任者であるナイジェル・サイクス医師（五十一歳）に聞いてみると、ちゃんとデータがあった。

例えば05年4月から06年3月までの1年間の見学者は４５５４人で、うち４０１人が英国以外の44カ国から来た。このうち日本人は82人で外国人の20％を占め、単独の外国としては最も多いのだ。「セント」ホスピスが開設されたのは１９６７年で、既に40年たつ。この間、訪れた日本人は相当な数にのぼるだろう。

こんなことに興味があったのは、01年8月、福祉関係の取材でデンマークを訪れた際、見学に来る外国人の中で日本人が一番多いと現地で聞かされていたからだ。英国でも同じようなことを聞き「やはり」と思い、苦笑してしまった。

「セント」ホスピスでは言うまでもなく、世界保健機関（WHO）が提唱している、痛みの程度に応じて非オピオイドから弱オピオイド、強オピオイドと順次切り替えて投与する「3段階除痛ラダー」に沿った疼痛治療を行っている。

というよりも、このホスピスを中心に編み出された方法なのだ。

メインの建物に個室32床、4人部屋4室の計48床が設けられているが、こうした入院治療以外に、自宅で過ごす患者のための在宅ケアや在宅患者を孤立させないためのデイセンター（デイホスピス）も充実している。患者の送迎はボランティアが行っている。「セント」ホスピス全体で約650人のボランティアが登録され、延べ毎週3000時間活動しており、その多さはわが国の比ではない。

緩和ケアの実践にとどまらず、緩和ケアに関心のある勤務医、開業医、看護師、学生、ボランティアへの教育機関の役割も果たしている。専門の教育センターを持ち、ロンドン大学と共同で緩和ケアの修士コースも設けている。

英国の他のホスピスでも取材中に「緩和ケアは建物ではない」と再三言われたが、それは緩和ケアについての、こうした総合的な取り組みをいうのだろう。

翻ってわが国はどうか。90年4月、厚生省（当時）が緩和ケア病棟への「緩和ケア病棟入院料」（現在1日3万7800円）を認めたのを皮切りに、02年4月には緩和ケア病棟以外での緩和ケア活動に「緩和ケア診療加算」（同2500円）を導入した。

06年4月の診療報酬改定で、在宅医療から看取りまで行う24時間体制の「在宅療養支援診療所」制度を新設。これらの診療所が末期がん患者らの訪問診療などを行い、看取れば10万円の「ターミナル加算」を認めるなど在宅ケアを保険診療に明確に組み込んだ。

介護保険分野では同年4月、40歳以上65歳未満でも介護保険の対象となる「特定疾病」に「末期がん」を追加したほか、介護報酬改定で通所（デイ）サービスの中に新たに、がんや難病の利用者を対象にした「療養通所介護」（1日1万—1万5000円）を新設した。

総じて緩和ケアについて従来の「施設」中心から「在宅」へシフトする方向を打ち出した。この点は評価できるが、在宅ケアひとつとっても、オピオイドを使いこなせる開業医が現状ではそれほどいるとは思えない。開業医らに対する教育機関もない。一部の先進的な医師が早くから在宅指向を打ち出しているが、全体としては「施設」から脱却していない。

冒頭に述べたように、せっかく毎年多数の関係者が「セント」ホスピスを見学し、緩和ケアの最前線を見ているのだから、その知識をぜひ日本で生かしてもらいたい。（2007年3月号）

相互補完の「緩和医療」と「緩和ケア」――ドイツ特有の役割分担

ドイツの緩和医療は英国に比べ10数年後れてスタートした。英国の取材で聞き慣れた「緩和ケア」という言葉はドイツでは聞かない。「緩和医療」を使う。

この違いは、英国が「緩和ケア」の「ケア」を、医療を含めた広い意味で使うのに対して、ドイツの「緩和医療」は文字通り医療的側面を強調していることから生じたとされている。

また、日本では「緩和ケア病棟」がホスピスと同じ意味に使われているが、ドイツではそうではない。「緩和医療病棟」の多くは大学病院をはじめとする大病院に付属し、医療保険が適用されるが、「ホスピス」は老人ホームなどと同じ福祉施設の範疇に属し、介護保険の対象として扱われるなど社会保険上の位置づけが違う。それに応じて「ケア」（医療）の内容も異なる。これらの違いは日本ではほとんど知られていない。

２００６年秋、ドイツ・アーヘン郊外のアーヘン大学医学部付属病院、首都ベルリンの中心部に近いシャリテ大学医学部付属病院の緩和医療病棟をそれぞれ見学した。

病床は、アーヘン大が個室7室、2人部屋1室の計9床、シャリテ大は個室10床でほぼ同じ規模だが、アーヘン大が緩和医療科として独立しているのに対して、シャリテ大では緩和医療はがん治療の延長上に位置づけられ、緩和医療病棟は腫瘍科の一部として設けられている。

スタッフの数は両大学でそれほど差がない。アーヘン大が常勤の専門医２人、看護師10人、心理療法士１人。ほかに必要に応じて大学病院所属のソーシャルワーカー、理学療法士が加わる。シャリテ大では、腫瘍科に所属する３人の緩和医療担当医と、看護師12人、心理療法士とソーシャルワーカーが各１人ずつ。

年間の受け入れ患者数もアーヘン大が２３０人、シャリテ大が２６０人とほぼ同数。平均入院期間は両大学とも12日前後。いずれも半数は緩和医療病棟で亡くなるが、残りの半数は痛みの症状が和らぐと自宅へ戻ったり、ホスピスに移ったりする。

出入りする宗教者は両大学ともカトリックの神父かプロテスタントの牧師だが、患者の希望でイスラム教など他宗派の宗教者をいつでも呼ぶことができる。

アーヘン大では緩和医療が医学部学生の必修科目だが、シャリテ大では緩和医療に対する特別に授業は行っていない。ドイツでは必修の方が珍しいという。

ドイツの緩和医療病棟では痛みが緩和されれば退院を促すが、ホスピスは「看取りの場」としての位置づけだ。緩和医療病棟とホスピスの数は計２００強で、ほぼ半数ずつ。相互補完の関係にある。

そのホスピスの一つ、ベルリン郊外の住宅街にあるホスピス「ショーネベルグ・シュテーグリッツ」も訪ねた。

英国のホスピスと違い、症状が和らいだあと帰宅することを想定していない。平均入所日数が30日と緩和医療病棟よりも長いのはほとんどが退所せずに最期を迎えるからだ。日本の現状に近い。緩和医療病棟に比べて病室内は殺風景だ。

一つのホスピスとしてはドイツで定めた上限の16床あり、スタッフは常勤の看護師23人とソーシャルワーカー2人、事務職1人。ほかに食事づくりや身の回りの世話をするボランティアが登録されている。看護師が主導的な役割を果たし、常勤医師はいない。緩和医療を行う資格のある8人のホームケア医師が交代で週1、2回訪れるが、緩和医療病棟のような「がん治療」はしない。

ドイツでも自宅で最後を迎えたいとの希望は強まっているが、現実にはなかなかかなわない。ベルリンでは一部のホスピスが「在宅ホスピス」を始めたが、まだ患者の要望には十分にこたえきれておらず、今後の課題だという。

ドイツの緩和医療が英国よりも後れた理由として、教会の猛反対、最近まで〝お任せ医療〟が主流で患者自身が最期をどう迎えるかを決められなかったこと、戦前のナチズムの影響が影を落としていたことなどが挙げられるが、こうした問題を克服し、着実に緩和医療の充実を図っているとの印象を受けた。（2007年4月号）

医療関係者の連携が鍵――宮城・仙南方式の在宅ホスピス

がん末期の痛みを和らげ安らかな最期を迎えさせる緩和ケアへの関心が高まっているが、多くの場合、病院の一角に設けられた「緩和ケア病棟」という施設ケアが中心だ。これに対して最近、住み慣れた自宅で疼痛緩和を行う「在宅ホスピスケア」が注目されている。

その一つ、宮城県南部の「仙南地区在宅ホスピスケア連絡会」を訪ねた。

2006年末度までのほぼ8年間に190人近いがん患者を引き受け、少なくとも3分の1は自宅で最期を看取った。

残り3分の2は在宅ケアを受けたあと病院へ戻ったように、病状によって診療所医師では対応が難しいとき、それを引き受けてケアをしてくれる「連携病院」がないと在宅ケアは成り立たない。

「連絡会」の場合、それが「みやぎ県南中核病院」（柴田郡大河原町）や「宮城県立がんセンター」（名取市）、「公立刈田総合病院」（白石市）などだ。

現在、「連絡会」の在宅ケア患者の7割は「連携病院」からの紹介である。

こうした病院と診療所との良好な関係は一朝一夕にできたのではない。

「連絡会」代表で角田市内で開業する安藤ひろみ医師によると、仙南地区はもともと保健師が戸別訪問するなど地域保健活動が盛んで、行政と地域医師会との協力関係も深いなどの下地があった。

一方で1990年代前半から、がんセンター医師がボランティアで地域のがん患者へ在宅緩和ケアを行っていた。

このような動きの中で在宅ホスピスケアに組織的に取り組む機運が徐々に高まり、仙南保健所の財政支援を受けて「連絡会」は99年2月に発足した。

事務局は保健所に置かれ、会員は現在、病院や診療所などの医師19人、薬剤師17人、看護師8人、保健師7人、歯科医師1人にソーシャルワーカー、福祉関係者らを合わせ59人。

安藤医師は「診療所の医師だけが頑張ってもうまくいかない。関係者の協力が不可欠です。患者さんは万一の場合、連携病院へ戻れるから安心して在宅ケアが受けられるのです」と強調する。

連携先の「中核病院」の蒲生真紀夫副院長兼腫瘍内科部長にも話を聞いた。

「身寄りのない高齢者らを対象にした緩和ケア病棟は必要であり、そうした施設を仙南地区にも設けるべきだ。とはいえ、地域でも病院と同じ緩和ケアが受けられることが分かると〝自宅へ帰りたい〟という患者さんは多い。そうした患者さんには希望を聞いて緩和ケアのできる地域主治医を紹介しています」と話す。

「連絡会で行う在宅ケアの患者さんのうち、ここの病院から送り出す患者さんの割合は以前は1

―2割だったが今では6―7割に増えている」と付け加える。

在宅ケアに移る前に病院では退院前の合同カンファレンスを開き、病院医師、看護師のほかに地域主治医、薬剤師、訪問看護師、介護保険の在宅サービス事業者、ケアマネジャーらが、患者が円滑に在宅ケアへ移行できるように症状に合ったケア方法を打ち合わせる。

「連絡会」のメンバーで、薬剤師兼ケアマネジャーの瀬戸裕一さん（角田市）はカンファレンスで患者の入院中の薬歴、投薬形態などを詳しく聞く。在宅ケアに移行後、地域主治医の書く処方箋に基づき医療用麻薬を処方し、患者宅へ届ける重要な役割を任されているからだ。

「在宅ケアは薬剤師をプロとみるもので、チームの一員として参加するのは非常にやりがいがある」と胸を張る。

安藤医師に胃がん末期の夫の在宅ケアをしてもらい、06年3月、最期を看取ってもらったという角田市内の民家を訪ねた。夫は中核病院に入院中、本人の希望で在宅へ。夫人は「夫は痛みもなく、死ぬ直前までわがままや冗談を言い、好きな日本酒を飲み、眠るように亡くなりました。悔いはありません」と笑顔で話してくれた。患者と医師の理想的な関係だったといってもいいだろう。

在宅ホスピスケアがうまくいくかどうかは、地域の医療機関、医療従事者、行政の連携と熱意にかかっているということを感じさせられた。（2007年9月号）

在宅・ホスピス・病院の「トライアングル」——オーストラリアの緩和ケア

オーストラリアで緩和ケアがどのように行われているかを２００７年8月末、取材した。在宅ケアを中心に病院とホスピス（緩和ケア病棟）が「ケアのトライアングル（三角形）」をしっかりと組む一方、それらを支えるスタッフへの充実した教育体制などにて感心させられた。

オーストラリアは英国と並ぶ緩和ケアの先進国として知られている。

最初にメルボルンから南東43キロ、フランクストン市にある「ペニンシュラホスピス」を訪れた。２００１年にヴィクトリア州政府の資金で建設され、病室は15床。いずれも個室で、シャワーとトイレ付き。どの病室からも直接庭へ出られる。家族の宿泊室もある。

外観や内部の設備などは日本のホスピスとほとんど変わらない。

違うのはホスピスの位置付けだ。ホスピス長のブライアン・マクドナルド医師は、在宅ケアを頂点にした「ケアの三角形」を強調する。患者は一般病院でがん治療を受けたあと、その病院、ホスピス、自宅のいずれにおいても必要な緩和ケアが受けられる仕組みだ。日本では一般的な、ホスピスが病院や在宅ケアと独立して存在しているのではない。容体が安定すれば、可能な限り自宅で過ごすシステムが地域ごとに確立されている。

在宅ケアを受けるための手続きは、非営利組織の「ペニンシュラ・ホスピス・サービス」（ＰＨ

Ｓ）が行い、患者の容体、家族の状況によって必要なサービス量を評価。提携している開業医や地域の訪問看護師協会などへの橋渡しをする。

訪問看護師による看護サービスへの支払いは、一般患者が１回５オーストラリアドル（１ドル約１００円）、年金給者は３ドル。いずれも回数に関係なく月最高30ドルと上限が設けてある。在宅患者の25―30％はそのまま自宅で最期を迎える。

それ以外の患者の多くはホスピスへ。平均入院日数は12日と、日本の１―２カ月と比べてはるかに短い。在宅中心の「ケアの三角形」がうまく機能しているためだろう。02年から03年かけての１年間に４０６人が入院し、３１６人がここで亡くなった。

ペニンシュラ地域の末期がん患者らの８割が、この「ケアの三角形」のサービスを受けている。「ケアの三角形」は１９９０年代からオーストラリア全土に普及している。

ホスピスのすぐ近くにあるモナシュ大学看護学部では、講師のスーザン・リーさんらが看護師への緩和ケア教育について説明してくれた。

それによると、オーストラリアでの看護師の資格取得は３年制の大学看護学部を卒業することが条件。卒業後１年間は病院勤務をしながら研修を受ける。

２年目以降、希望者は大学での卒後教育、修士、博士課程で緩和ケアをはじめとする専門分野を学ぶ。

ペニンシュラ地域では緩和ケアを志す看護師に「ケアの三角形」に参加してもらい、臨床経験を積んでもらう。

専門分野を学ぶ看護師が勤務を継続できるように、パートタイムや通信教育での勉学が保障されているのも特徴だ。

シドニーの総合病院「ロイヤル・プリンス・アルフレッド・ホスピタル」（ＲＰＡ）も訪れた。オーストラリアで一般的な、在宅を中心にした英国式の「ケアの三角形」と違い、この地域の緩和ケアではＲＰＡが主導的な役割を果たす。ホスピスを持たない代わりに、緩和ケアのあり方自体を研究するほか、医師、看護師などスタッフを教育し、そのスタッフを周辺のホスピスや緩和ケアを行っている病院へ派遣するなどして、地域全体の緩和ケアのレベルアップに努めている。

シドニー大学医学部教授を兼ねるノレリ・リッキス緩和医療研究部長は「緩和ケアと緩和医療とは違う。ここでおもに取り組んでいるのは緩和医療です」と、ＲＰＡの役割として医療的側面を重視していることを強調していた。

「緩和医療病棟」と「ホスピス」を、社会保険上の位置づけのうえでも明確に区別しているドイツの考えに通じるものがあるとの印象を受けた。（２００７年12月号）

家族や地域との絆を生かす――沖縄県の緩和ケア

沖縄県では一般に家族同士や地域との絆が強いといわれている。末期がんなどの患者の痛みを除去する緩和ケアでも、こうした絆をうまく使って在宅ケアが内地よりも普及していると思っていた。

ところがそうではなかった。

那覇市の東、中頭郡西原町にあるアドベンチストメディカルセンター。2002年に開設され、現在12床。患者の平均入院日数は61日と国内の他のホスピスと変わらない。ホスピス医長の栗山登至医師は東京生まれで、外科医のあと神奈川県のピースハウスホスピスに4年間勤め、06年現在の職場へ。

栗山医長によると、沖縄県でも内地の都会同様に在宅ケアがなかなか進まない。都会で在宅ケアが進まない要因の1つは住宅事情の悪さだが、沖縄県ではこの点では問題ない。ところが内地ほどの収入がないので共働きが多い。在宅ケアを行うと家族の1人が仕事をやめなければならないので、患者から「家族に迷惑がかかるからずっと入院させてほしい」というケースが多いそうだ。

とはいえ、入院すれば休日には家族や親類のほかに患者の自宅近くの人も見舞いに来て患者とおしゃべりしたり患者を散歩に連れ出したりする。自宅で療養していれば近所の人が訪ねてきて、患者の好物をつくるほか、身の回りの世話をしてくれる。こうした温かい風土が沖縄県には依然残っているのだ。

他方、「都会のホスピスでは患者は説明を十分に受けたうえで自分の判断で来る。ところが、ここでは高齢の患者はがん告知を受けていないことが多く、ホスピスがどんなところかを知らずに来る。本人には本当のことを言わないようにという家族が多い。県民性がこんなに違うのかと思いました」と栗山医長。

「総じて、ホスピスへの考えは内地よりも10年以上遅れているといえますが、沖縄県にもいい点が少なくない。何でも患者に告知する欧米流とは違い、うそをつかないが、あいまいなところを残した沖縄県にふさわしいホスピスがあってもいいのではないかと思うようになりました」と振り返る。

沖縄県にはホスピス自体が少なく、緩和ケアへの関心は内地ほど高くない。

「沖縄緩和ケア研究会」世話人代表の砂川洋子琉球大学医学部教授によると、県内のホスピスはアドベンチストを含め3カ所で、病床は合わせて52床。

専用のホスピスを持たず院内で緩和ケアを行っている病院は8病院。

毎年がんで2500人前後亡くなることからすると、十分とはいえない。患者の95％は一般病院で最期を迎えている。

こうした中でユニークなのが同県南部の糸満市にある医療法人・南部病院だ。急性期病院ではないので大手術をしない代わりに地域密着を目指す。その一環として笹良剛史麻酔科医長ら病院の緩和ケアチームの医師が往診もしている。

「内地では沖縄県の大家族のいい面ばかりが強調されますが、最近は若い世代の多くが都会へ働きに出かけ、在宅ケアは残されたお年寄り同士の〝老老介護〟になりかねないのです」と笹良医長。

在宅ケアが進んでいないとはいえ、できれば在宅で最期を迎えたいと思っている患者は少なくない。

「沖縄県では、病院では安心できても満足しない患者が少なくない。往診だと患者も家族も安心でき満足できる」といい、往診の優れた点を強調する。

例えば、笹良医長から2週間に1度の往診、病院併設の訪問看護ステーションの看護師・小橋川初美さんから週3回の訪問看護を受けている一人暮らしの乳がんの女性（70歳）は「07年4月から往診を受け、以前よりもモルヒネの量を増やしてもらい、痛みが完全にとれている。先祖を祭ってある自宅にいると落ち着く。友人や近所の人も訪ねてきてくれる」と笑顔を絶やさなかった。

07年4月にがん対策基本法が施行され、緩和ケアの推進が打ち出された。沖縄県でも家族や地域との強い絆を生かした独自の方法で体制づくりを進めている。その発展を期待したい。（2008年2月号）

〈薬害〉

二度と被害者を出すな――サリドマイド再承認

悲惨な薬害を引き起こした「サリドマイド」（商品名・イソミン）が再び世の中に出回ることになる。だが、今度はかつてのような睡眠・鎮静剤としてではなく、がんの一種・多発性骨髄腫の治療薬としてである。

2005年1月21日、厚生労働省の薬事・食品衛生審議会は、「藤本製薬」（本社・大阪府松原市）が申請していた「希少疾病用医薬品」に指定することを認めた。同社は、輸入販売ではなく自社で製造・販売する方針で、早急に治験を始めたいとしている。

この3日後の同24日、厚労省の「未承認薬使用問題検討会議」（座長＝黒川清・日本学術会議議長）は、サリドマイドなど未承認の3種類の抗がん剤について、承認審査中も保険診療と保険外診療を併用する「混合診療」の対象とすることを決めた。従来、未承認薬は治験に限り保険診療との併用が認められていたが、これでは治験後の承認審査中は保険との併用ができない。この間はすべての医療費が自己負担になり患者負担は大きかった。

ところが、そうした心配がなくなった。「検討会議」の決定は、規制改革の一環として政府が04

年12月、混合診療の適用拡大を決めたことを受けてのものである。

かつて日本でサリドマイドを販売していた製薬企業は、服用した妊婦から手足の一部が欠損した障害児が多数生まれたため1962年9月に販売を中止した。1971年9月に承認整理（承認返上）されている。そのサリドマイドが有効な治療法のない多発性骨髄腫の進行を止め、病状を改善するとの研究報告が海外で出始め、日本でも使われ始めた。だが、未承認薬ゆえほとんどは患者自身または担当医師が「個人輸入」で入手してきた。

未承認薬ゆえに薬事法による規制がないということは、承認薬なら製薬企業から当然、提供されるはずの危険性などに関する情報が十分に患者に伝わらないことを意味する。安定供給、品質も保証されていない。「日本骨髄腫患者の会」が厚労省に医薬品としての承認を求めてきたのはこのためである。

サリドマイドについて厚労省は当初から三段階の対応を考えていた。各医療機関にサリドマイドの管理などの徹底を求める一方、その間に使用のガイドラインをつくる。同時に治験（臨床試験）を引き受けてくれる製薬企業を探す――といった順だ。だが、厚労省が03年9月にまとめた、サリドマイドを多発性骨髄腫の患者に投与した経験のある医師へのアンケート結果は、管理の杜撰さを示していた。手足の欠損などの副作用さえ「よく知らない」と答えた医師もいた。厚労省が関係団体などに管理の徹底や安全な使用を強く求めたのは当然だった。そして04年12月10日には日本臨床血液学会に作成を依頼していたガイドラインがようやく公表された。

正直なところ、これ以上は当分進展しないだろうと思っていた。筆者は、外資系を含む大手製薬企業数社の幹部に「企業の社会貢献として治験を引き受けてみたら」と水を向けたことがあったが、相手はいずれも即座に拒否していたからだ。

事態の急展開に、サリドマイドの被害者たちで組織する財団法人「いしずえ」（東京都目黒区）は強い懸念を示し、厚労省に対し3月29日、ガイドラインの遵守状況の調査・公表、治験中及び市販後の安全管理体制のあり方を検討するための公開の審議会の設置など7項目の要望書を提出している。厚労省は明確な返答はしなかったという。

「いしずえ」は、紆余曲折を経たうえ、サリドマイド復活については「絶対反対」の態度をとらず、「二度と自分たちのような被害者を出さないような厳しい制限があるなら認める」との寛容な態度をとってきた。

近い将来、サリドマイドが多発性骨髄腫の治療薬として再承認されるとしても、被害者が苦しみを乗り越えて示してくれた好意を決して裏切ってはならない。（２００５年月号5月号）

政治判断で早期解決を目指せ――C型肝炎集団訴訟

血液製剤「フィブリノゲン」などでC型肝炎ウイルス（HCV）に感染したとして、中部地方の患者9人が国と三菱ウェルファーマ（大阪市）など製薬企業3社を相手に総額6億円余りの損害賠償を求めていたC型肝炎訴訟の判決が2007年7月31日、名古屋地裁であった。判決は、フィブリノゲンによる被害を訴えていた6人全員と、第9因子製剤の被害を主張していた3人のうち2人に対し、国と製薬企業が総額1億3200万円の損害賠償を支払うよう命じた。

血液製剤をめぐっては全国5地裁と3高裁で争われてきた。今回の判決は、地裁段階では大阪（06年6月）、福岡（06年8月）、東京（07年3月）に次ぐ4番目だが、従来よりも救済範囲を広く認定したうえ、第9因子製剤について初めて国の責任を認めたのが特徴だ。

大阪地裁判決は、フィブリノゲンについての製薬企業の責任の発生時期はHCVの不活化方法を変更したことで感染の危険性を高めた1985年8月以降、国の責任は青森県での集団感染が明らかになった87年4月以降あると認定した。

福岡地裁判決は米国食品医薬品局（FDA）が78年1月にフィブリノゲンの承認を取り消したことを踏まえ、80年11月以降は国と製薬企業に責任があるとした。

東京地裁判決は責任の発生時期について大阪地裁判決と同じだが、国の責任範囲は１９８７年4月の治験薬配布から88年6月の緊急安全性情報の配布までの間に限定。また、第9因子製剤について企業は83年末までにはＨＣＶ感染の危険性を知っていたとして、企業の責任を84年以降について初めて認めた。

従来の3地裁判決は、国や製薬企業がいつ危険性を認識したかなどで賠償責任の有無を判断したが、名古屋地裁判決は全く別の判断基準を示した。

国や製薬企業が血液製剤を製造・承認した時期を重視し、「血清肝炎ないしは非A非B型肝炎ウイルス感染の危険性を排除できないことを前提に、適応のある患者に限り治療上不可欠の場合に使用すべきである」とし、製造・販売の際、その旨を添付文書に明確な表現・表示方法で記載すべきだったと強調。

それがなされていない以上、フィブリノゲンについて低フィブリノゲン血症の治療ではなく止血目的で投与された者に対し、賠償責任があるとした。第9因子製剤についても同様の論理を展開した。

これによって、訴訟に参加している原告の大半が救済されることになる。

一方、厚生労働省は「いずれの血液製剤とも有用性が認められた」としながらも、「国の主張が一部認められず、厳しい判決」と受け止め、「個々の患者の救命などのために適応外でも投与することは臨床医の判断としてはありうる」などとして控訴した。

感染について国と製薬企業にどの時点から責任があるかは地裁ごとに判断が異なるが、HCV感染が「薬害」との判断はもはや動かしがたい。厚生労働省は、この流れを見誤ってはならない。

判決で決着をつけようとすると、どうしても長引く。被害の認定時期をめぐり一定の線引きがなされることも覚悟しなければならない。そうなると、同じ感染者でも感染時期によって賠償金を得られるかどうかで明暗が分かれてしまう。原告側が国に対して和解のテーブルに着くよう求めているのはこのためだろう。

幸い、安倍首相は名古屋地裁判決前の6月25日、「従来の肝炎対策の延長線上ではない対策」を柳沢厚労相に指示した。具体的内容は今後詰められる。

厚労省によると、HCV感染者は国内で200万人から240万人だが、訴訟に参加している原告は170人余りにすぎない。これら原告の背後には多数の「医原病」の被害者がいることを厚労省や製薬企業は忘れるべきではない。

厚労省が早急にすべきことは、C型肝炎を発症する前の無自覚の感染者を掘り起こすために検査体制を強化するほか、感染者の症状が悪化する前に適切な治療の機会を提供するなど医療体制を充実することである。そのためこそ早期の政治判断が望まれる。（2007年10月号）

薬害サリドマイドの教訓生かせ――薬事行政のリスク管理

半世紀前、胎児に重大な障害を引き起こして販売中止されたサリドマイドが抗がん剤として復活した。２００８年10月、厚生労働省の薬事・食品衛生審議会で血液がんの一種・多発性骨髄腫の治療薬として製造販売が承認されたのに続き、同年12月、薬価収載され、保険薬として使えるようになった。以前の商品名は「イソミン」だったが、今回は「サレドカプセル」と名称が変わった。

筆者は、サリドマイドについて本誌05年5月号でも取り上げた。

旧西ドイツで開発され、１９５０～60年代に10数カ国で睡眠・鎮静剤として発売され、妊娠初期に服用した女性から手足の一部が欠損した重度障害児が生まれた。障害児は世界全体で６００0人近いといわれ、わが国でも３０９人が認定されている。輸入販売していた製薬企業は62年9月、国内での販売を中止、71年9月、承認を返上している。わが国で「薬害」という言葉が生まれたのは、この悲惨な出来事がきっかけである。

サリドマイドが再び注目されたのは、有効な治療薬がない多発性骨髄腫の進行を遅らせ、症状を改善することが分かってきたからだ。08年8月までに米国、英国など17カ国で承認されている。未承認薬でも患者や医師が海外から「個人輸入」すれば使用できる。約１万人とされる日本国内の患者の一部はこの方法でしのいできた。しかし、未承認ゆえに製薬企業からの情報提供は一切なく、安定供給や品質が保証されないなど問題が多い。

患者らは厚労省に対し国内での製造・販売を求めてきた。サリドマイド被害者の組織「いしずえ」も03年1月、「再び薬害を起こさない」ことを条件に容認したことで再承認の動きが加速された。

患者らの要請を受けて「藤本製薬」(大阪府松原市)が06年8月、厚労省へ製造販売の承認を申請していた。

承認に先立ち08年8~9月、「いしずえ」、「日本骨髄腫患者の会」のそれぞれの代表も参加した厚労省の検討会が開かれ、サリドマイド被害の再発防止に向けた安全管理手順が決められた。最終合意に達したとき「患者の会」の副代表が「いしずえ」代表に対し、「身を切る思いで我々のために再承認を認めてくれてありがとう」と、涙を浮かべながら感謝の言葉を述べていた。

このとき決まった「安全管理手順」の順守は承認の条件とされた。

藤本製薬に対し、処方する医療機関や医師、薬剤師の登録のほか、患者の登録や情報提供、未服用薬の回収、第三者評価機関による管理体制の順守状況のチェックを受けることなどを盛り込んだもので、総じて医療用麻薬以上に厳しい管理である。薬害を振り返れば当然だろう。

実はわが国で薬剤の厳格な安全管理手順の導入は、これが初めてではない。

一部医療機関による安易な処方で乱用が問題になった向精神薬・リタリンについて厚労省は、07年10月、承認事項を変更。適応症から「うつ病」を外し「ナルコレプシー」（睡眠障害）に限定するとともに、製薬企業に対し、あらかじめ処方する医師や医療機関、調剤する薬局の第三者委員会への登録の義務付けなど流通管理の規制を決めた。「リタリン」と同じ成分の徐放剤・コンサータについても同様の扱いである。

こうした規制は、07年9月の米国食品医薬品局（FDA）改革法の中に盛り込まれた「リスク評価・リスク緩和戦略（REMS）」を念頭に置いている。

REMSは、FDAが特に必要と認める医薬品についてリスクを最小化する管理方法の策定を製薬企業に義務付けた。

リタリン、サリドマイドの安全管理手順はその日本版といえ、サリドマイドで一層徹底された。リタリン、サリドマイドの場合は、特例扱いのような形で導入したが、いま厚労省が検討しているのは、安全管理手順を幅広く導入するための基準づくりだ。薬害被害者も賛意を表明している。

新薬は今後も市場に出てくる。そのリスク管理をいかに行うか。これこそ薬害サリドマイドの教訓である。（2009年2月号）

ワクチン行政立て直しのきっかけに――B型肝炎訴訟終結

乳幼児期の集団予防接種の際、注射器の連続使用（使い回し）でB型肝炎ウイルス（ＨＢＶ）に感染したとして全国10地裁で患者・遺族ら約７３０人が国に損害賠償を求めていた集団訴訟は、２０１１年6月28日、原告と被告の国双方による和解の基本合意書の調印で事実上終結した。調印式のあと菅直人首相と細川律夫厚生労働相は、ＨＢＶ感染の発生と拡大が防げなかったことを「国の責任」として認め、原告に謝罪した。

合意書に盛り込まれた和解内容のうち「病態等の区分に応じた和解金」は、①死亡、肝がんまたは重度の肝硬変３６００万円②軽度の肝硬変２５００万円③慢性肝炎１２５０万円④慢性肝炎発症後提訴までに20年以上経過３００万円～１５０万円⑤未発症の無症候性キャリア６００万円から50万円―など。また、合意書には肝炎医療の体制整備や研究の推進、感染被害の真相を究明する第３者機関や、再発防止策をつくることなども盛り込まれた。

第３者機関では、１９４８年7月1日の予防接種法施行以来、88年1月27日に「予防接種等の接種器具の取り扱いについて」と題した旧厚生省課長の通知が出されるまでなぜ注射器の使い回しが漫然と行われてきたのか、途中で危険性が指摘されていたのを受けてやめることはできなかったのかなどをぜひ明らかにしてもらいたい。

和解内容の中で最も大きな難題は、注射器の使い回しによると認定された感染者へ支払う和解金を、国家財政の中からどう捻出するかだ。和解金は未提訴の感染者を含めると40数万人に上り、当面５年間で１・１兆円、今後30年間で３・２兆円に達するとみられる。薬害エイズやC型肝炎訴訟の和解金と比べ桁違いの金額で、過去最大規模だ。

政府は東日本大震災の復興財源として所得税や法人税を増税し、さらに税と社会保障の一体改革に伴い消費税を「２０１０年代半ばまでに段階的に10％まで引き上げる」ことを既に決めている。

感染者らは「私たちのせいで増税」といわれることを危惧しているが、政府に財源の余裕がない以上、和解金の財源として新たな増税案が浮上している。

政府・与野党で十分に検討すべきだが、集団予防接種で多くの国民が重い感染症を免れるなど利益を受けた半面、その陰で一部の国民が運悪くＨＢＶに感染したことを踏まえれば、最終的には国民全体で負担の分かち合いを迫られるかもしれない。

Ｂ型肝炎集団訴訟が終結したとはいえ、事実上厚労省の完敗に近く、巨額の和解金の支払いが課せられたことで懸念されるのは、この2、３年盛り上がってきた予防接種行政の全面的見直しの機運が冷や水を浴びせられ、ただでさえ遅れているわが国の予防接種体制がさらに遅れはしないかということだ。

90年代初めの予防接種による副作用問題をきっかけに予防接種法が大幅に改正され、他の先進国の動向とは反対に、厚労省が責任を持つ「法定接種」は大幅に減らされ、日本だけが極端に少ない状況にある。薬害エイズ事件など医薬品をめぐる不祥事もあり、新しい薬剤やワクチンの承認、新たなワクチンの「法定接種」への指定に対し、厚労省は慎重・消極的になってしまった。

その結果、例えば乳幼児を細菌性髄膜炎から守るヒブワクチン、小児肺炎球菌ワクチンは世界保健機関（WHO）が推奨し、他の先進国では「法定接種」扱いにもかかわらず、先進国の中でわが国だけが予防接種法の規定外の「任意接種」である。

小児に重い下痢症を起こすロタウイルスの予防ワクチンは2011年7月1日にやっと承認されたばかりだ。既に世界の120カ国以上で承認されているというのにである。がんワクチンとして世界で初めて効果が確認されている子宮頸がん（HPV）ワクチンも承認されたのは09年10月で、先進国で最後だ。これらも任意接種のままだ（注）。

ここまで遅れたのは、厚労省が新たな訴訟を恐れて承認を極力差し控えてきたからだろう。「任意接種」なら副反応が起きても自己責任であり、厚労省には責任が及ばず、訴訟に巻き込まれることはない。

厚労省にはHBVの集団感染が防止できなかった点の反省が必要だが、予防接種行政の改善・強化を忘れてはならない。

国民の健康維持に必要なワクチン接種を国の責任で行う体制の構築は今後ますます必要なのである。（２０１１年８月号）（注）Ｐ２３６―Ｐ２３９の「村中璃子氏にインタビュー」を参照

国と企業の責任は否定されたが…――イレッサ訴訟

末期の肺がんの治療薬「イレッサ」（一般名ゲフィチニブ）の副作用で死亡した東京と大阪の患者の遺族が、治療薬を薬事承認した国（厚生労働省）と輸入販売元の製薬企業アストラゼネカ社（大阪市）に損害賠償を求めた訴訟の上告審で、最高裁は２０１３年４月、国に対する原告側上告の棄却に続き、ア社に対する訴えも退けた。これにより、原告側全面敗訴の２審東京、大阪両高裁判決が確定した。一連の〝薬害〟訴訟で原告の全面敗訴は初めてである。

イレッサ訴訟は従来の薬害訴訟とは大きく異なる。例えば、薬害エイズでは血友病の治療薬である血液製剤にエイズウイルス（ＨＩＶ）が混入していて製剤自体が欠陥品だった。一方、イレッサは製品自体には欠陥はなく、一部の肺がんには極めて高い有効性を示し、現在も使われている。

だが、添付文書の「重大な副作用」欄における「間質性肺炎」の記載の仕方、副作用の程度に関する事前の注意喚起が十分だったかどうかなどをめぐり争われた。

11年1月、東京、大阪両地裁から和解勧告が出され、原告はこれによる全面解決を期待したが、被告の国とア社は拒否、徹底的に争う姿勢を最後まで貫いた。

特に東京地裁勧告が医薬品添付文書中の「重大な副作用」の4番目にイレッサによる間質性肺炎が記載されていたことについて、原告の主張を認め「重大ではないと読まれる可能性があった」と指摘したことに医療側は反発。国立がん研究センターなどは「記載順位が何番目かは関係ない。医師ならだれでもわかることだ」と反論していた。

肺がんは日本人の死因第1位であり、イレッサはそのうち手遅れで手術できない場合や他の抗がん剤が効かなくなり再発した非小細胞肺がんの末期患者に投与された。

イレッサは分子標的薬の一つで、正常細胞をほとんど傷めず、がん細胞を狙い撃ちする新しいタイプの治療薬とされ、しかも点滴による投与ではなく、自宅で服用できる経口剤のため使いやすい利点があった。

分子標的薬としては国内では乳がん治療薬ハーセプチン（同トラスツズマブ）が01年4月、慢性骨髄性白血病治療薬グリベック（同イマチニブ）が同11月にそれぞれ承認された。これに続き02年7月に承認されたのがイレッサで、申請か承認までが5カ月という異例の短期審査だった。日ごろから他の先進国に比べ承認の遅れが指摘されているわが国としては、世界に先駆けての鳴物入りの承認だった。

最高裁の裁判官５人が一致して結論づけたように、イレッサの副作用は当初、他の抗がん剤と同程度と認識され、急速に重篤化する間質性肺炎の存在は承認時には予見できなかったのだろう。添付文書に違法というほどの不備はなかったということだ。

だが、これで終わらせてはならない。イレッサの効き目に重点を置いたア社の宣伝に乗せられ、多くのメディアも発売前から「副作用が少ない夢の新薬」などと持ち上げた。今から振り返れば、こうした過剰な期待がその後の副作用被害者の数を増やしたことは間違いない。医師もイレッサへの異常な期待に惑わされたようだ。発売後、慎重投与を求める緊急安全性情報が出されるまでの３カ月間に７０００人もの患者に投与（うちイレッサ関連死亡11例）されたことがこれを物語っている。内服薬であることが非専門家の医師や一般開業医による安易な処方を招き、医師ばかりか歯科医師まで処方したり、本来の適用対象外の患者にまで投与されたケースもある。

被害を最小限に抑えるには、ア社が市販後の副作用情報を適切に把握し、危険性の警告など迅速な対応が必要だが、それが後手に回ったことは否定できない。厚労省も承認時に使用する医師を限定し前例調査することを義務付ける慎重さに欠けていた。

一般に抗がん剤は他の薬剤より副作用が強く、死亡することが少なくない。とはいえ今回のように予見できなかった重篤な副作用が顕在化したとき、被害者にだけ我慢を強いることは適切だろうか。２人の裁判官は「補足意見」の中で「副作用のリスクを…広く分担し…被害者保護、被害者救済を図る」ことを遠慮がちに提案している。

現行の無過失補償の「医薬品副作用被害救済制度」は抗がん剤による副作用被害を除外している。これを取り込めばイレッサ訴訟のような争いは減らせるはずである。(2013年6月号)

薬害エイズ事件を振り返る――和解成立から20年

薬害エイズ訴訟で1996年3月29日、原告の血友病患者と被告の国・製薬企業5社の間で和解が成立して20年たった。薬害再発防止への決意を新たにするとともに亡くなった被害者を追悼する記念集会が2016年3月26日、東京都内で開かれた。

96年ほど厚生省(現・厚生労働省)関連の問題が世の中を騒がした年はなかった。東京新聞が同年末に公表した、その年1年間の国内10大ニュースでは上位4位のうち3つまでが厚生省関係だった。
①事務次官が賄賂として6000万円の現金と乗用車を受け取って逮捕(12月)②薬害エイズ訴訟の和解と産官学トップの逮捕(3―10月)④大阪府堺市を中心した病原性大腸菌O157による食中毒の大発生(7―8月)――の順で、当時、東京新聞社会部記者として厚生省を担当していた筆者はこれらすべての取材に関わった。事務次官汚職がトップだったのは、発覚

したのが年末近くになっていたため国民の印象が鮮明だったためだろう。（ちなみに第3位は、小選挙区比例代表並列制下での初の総選挙の結果、橋本自民党単独政権誕生だった）

薬害エイズに続き事務次官汚職事件も一段落した師走、張りつめていた緊張感が緩み、あとは正月休みを迎えるだけと一息ついていた。そんなときペルーの日本大使公邸占拠事件が発生、社会部長から「1、２週間現地に行ってくれないか」と打診された。過去の経験から、行けば１カ月は覚悟しなければならない。ペルーなど滅多に行けない国だから普段なら了承するが、このときだけは「ほかの記者ではだめですか」と丁重に辞退した。在職中、業務命令を断ったのはこれが唯一である。ゆっくり休みたいと思ったからだ。

記者生活の中で後にも先にも96年ほど多忙を極めた時期はなかった。ほとんど1年近く土、日曜日も働き、休みのない生活を強いられた。その中でも89年の提訴以来、大詰めを迎えていた薬害エイズ事件の取材には全力で取り組んだ。それだけの意義があると思っていたからだ。記念集会に参加していて当時の苦労が次々と蘇ってきた。

薬害エイズ事件はエイズ問題にとどまらず厚生行政の根幹を揺さぶった。

それまで厚生省の審議会等は一部の例外を除き非公開が常識だった。「公開では自由に議論できない」「傍聴人が騒ぐ恐れがある」などというのが理由だった。

だが、96年10月、薬害エイズ事件の背景にあった血液行政のあり方を見直す懇談会を全面公開したところ、野次もなく平穏に終わったことで、他の審議会等も一斉に公開に向けて動き始めた。厚生官僚は、公開でも非公開でも同じ結論に落ち着くこと、そうならば非公開で「密室審議」と批判されることはない、ということを学んだのだろう。情報公開の流れは他省庁にも伝播し、やがて霞が関全体で当たり前になった。

このきっかけをつくったのは当時、厚生相だった菅直人氏（元首相）である。厚生省が長年隠してきたエイズ研究班の議事録など関連文書を省内の反対を押し切り、すべて公開して国民から拍手喝采を浴びたことは今でも鮮明に覚えている。

その菅氏は記念集会に来賓として出席。あいさつの中で当時を振り返りながら「お役人の一人一人は責任を持ってがんばって仕事をしている」と認めたうえで「だが、先輩の失敗を後輩は隠す。これは他の官庁でも同じだ。組織になったとき自分たちの失敗を隠すということを根本的に改めない限り、また同じことを繰り返す」と警鐘を鳴らした。厚生官僚と闘ってきた菅氏ならではの含蓄に富んだ発言といえよう。

この指摘は厚生省のみならず霞が関の官庁全体が常に肝に銘じるべきことであり、国民も目を光らす必要があろう。

薬害エイズ事件ではエイズウイルス（ＨＩＶ）の混入した非加熱血液製剤への危険性について

「明白な証拠がない」として販売停止・回収が遅れて感染被害が拡大した。その教訓を踏まえ、明白な証拠がなくても一定の危険性が予測できれば介入するという「危機管理」の意識が事件後、行政全体に浸透してきた。一歩前進には違いない。

それは１４００人の血友病患者がＨＩＶに感染し、既に半数が死亡、今でも毎年10人ずつ亡くなっているという犠牲の上に成り立っていることを忘れてはならない。（２０１６年5月号）

〈科学技術と医療〉

科学の不正の後始末――韓国・ＥＳ細胞捏造事件の教訓

独立行政法人・理化学研究所の中でも発生・再生科学の研究を重点的に行っている神戸研究所（神戸市中央区）を２００６年1月半ば、訪れる機会があった。

ひと通りの取材を終えて懇談していたところ副所長が言った。

「うち（神戸研）にも韓国の黄（ファン）教授から共同研究に誘われた研究者がいましてね」。それ以上は話さなかったが「共同研究に加わらずに良かった」と安堵しているのは明らかだった。

年末から年始にかけて、世界の科学界を揺るがしたのは、韓国・ソウル大学獣医学部の黄禹錫（ファン・ウソク）教授らによるヒト胚（はい）性幹細胞（ＥＳ細胞）に関する研究論文の捏造だろう。

捏造疑惑を調べていたソウル大調査委員会が05年暮れに公表した中間報告は、黄教授らが同年5月、患者のクローン胚をもとに作成したと米国の科学誌「サイエンス」に発表していた11株のヒトＥＳ細胞は「一切、存在しない」と断定した。

これに続き年明けの最終報告では、04年２月の「サイエンス」に発表した世界初のヒトＥＳ細胞作成の論文も捏造だと断定した。

近年の科学史上でこれほどの捏造はない。大統領よりも著名で、韓国の自然科学分野で最もノーベル賞受賞に近いとされた科学者は希代のペテン師だった。

真相究明の過程で印象に残ったのは、事実を粘り強く追求し黄教授に捏造を認めさせ、辞任に追い込んだ韓国のテレビ局「ＭＢＣ」の記者たちの取材活動だ。

韓国民から英雄視されていた黄教授の研究に正面から疑問を投げかけたのだから、記者たちが浴びた非難は想像を超えるものだったようだ。それに怯まずに立ち向かった不屈の記者魂に対し、同じ報道に携わる者として敬意を表したい。

同時に感心させられたのは、ソウル大調査委員会の素早い全容解明だ。

論文捏造の疑惑が明るみに出たことを受け、12月15日にソウル大に調査委が設けられた。そして最終報告の公表に至るまでに１カ月も要しなかった。

今回の捏造は、いま世界で最も注目されている研究分野でのことだけに韓国科学界の信用失墜は甚だしい。調査委には韓国研究者の発表する論文は今後世界から相手にされないのでは、との強い危機感があったに違いない。論文捏造は許されないことだが、調査委の迅速な対応には世界中が納得したのではないか。韓国科学界はかろうじて信用を取り戻すきっかけをつかんだといってもいいだろう。

黄教授らの研究については英国の科学誌「ネイチャー」が04年5月、研究グループの一員で、弱い立場にある女子大学院生が研究用の卵子を提供していた疑いを指摘していたが、その時は韓国側が否定し、大きな問題にはならなかった。

だが、05年秋、あらたに別の女性10数人に対し、「補償金」の名目で1人当たり約15万円の報酬を支払っていた疑惑も持ち上がり、卵子入手方法の倫理的な問題が再びクローズアップされた。

たまたまグループ内の1人の教授は同年7月、わが国の文部科学省のヒトクローン胚研究利用作業部会に招待され講演した。その際、筆者も傍聴していた。

日本側委員の質問が「ネイチャー」の報じた疑惑に及ぶと、この教授は「卵子提供は全くの自発的行為で、往復の交通費を含め、だれも金銭を受け取っていない」と断言し、卵子提供のインフォームドコンセントの用紙までスライドで見せた。さらに「韓国語と日本語は似ていて、ネイチャーから英語で質問され、イエスとノーを取り違えて答えた結果があのように間違って報じられてしまった」と疑惑を全面否定していた。

後日、これが完全な嘘であることがわかった。それがきっかけでＥＳ細胞の捏造も明らかになっていった。

翻って、わが国でも最近、医学・生命科学分野でさまざまな不正行為が報じられている。韓国

の捏造事件を教訓として受け止めるとともに、その対処の仕方を学ぶことが求められている。（2006年3月号）

多発する研究費の不正流用――バブル体質を改めることが先決だ

研究者といえば、真理の探究のために寝食を忘れて日夜研究に打ち込んでいる姿が一般の国民の目には浮かんでくる。多分、多くの研究者はそうだろう。

だが、研究者を目指した若いころの初心を忘れ、金銭絡みの不正に手を染めるケースが目立ち始めた。早稲田大学の女性教授が国から研究費を騙し取り、不正流用していたのはその一例である。

大きく報道されたのは、教授自身が国の科学技術政策の最高決定機関である内閣府・総合科学技術会議の議員を2006年1月まで務めていたほか、韓国や東京大学などで起きた科学論文の捏造・疑惑を受けて文部科学省に設けられた「研究活動の不正行為に関する特別委員会」の主査代理を同6月まで務めていたなど科学界で重責を担う立場にいたからだ。

早大によると、教授は1999年から03年にかけ架空の学生アルバイト賃金1472万円を学生名義の口座に振り込ませたあと、教授名義の口座に還流させた。このうち900万円を投資信託で運用していたというから弁解の余地はない。同大が「甚大な不正行為で私的流用」と断じたのは当然である。

早大では既に04年、教授が非常勤取締役を兼務するバイオ関連企業から試薬を購入した際、不透明な取引があったことが指摘されていたが、文科省に報告しなかったことも今回の調査で分かった。

うやむやにしていなかったら不正はもっと早く表面化したに違いない。納品が確認できない不透明な取引分は判明分だけでも2484万円を超える。これらに加え、不正がないことを確認できなかった取引分を含めると、不適切使用は総額で1億8500万円にのぼる。

今後どう再発を防ぐか。早大が再発防止のために何らかの対策を取るのは当然だが、問題は文科省の対応だ。8月末にまとめた対策は、研究費を配分する文科省、研究費を受ける研究機関での研究費の管理・監査体制の強化が柱となっている。不正が発覚した場合には以後の研究費の応募資格制限も打ち出しており、ある程度の抑止効果は期待できるだろう。

それでも、全体に真剣味が伝わってこないのは、研究費が国民の税金で賄われているという意識に欠けるためではないか。一定のルールは必要だが、まず「研究費は税金」であるという意識を徹底的に浸透させせなければならない。

研究の細分化・専門化が進み、研究者と納税者・国民との間の距離が遠ざかっている中でこの点は強く求めたい。

さらに気になるのは、文科省が不正の原因を研究費の「使い勝手」の悪さ、つまり使う場合に求められる煩雑な手続きのせいにする姿勢だ。一般論としては認めるが、今回の不正では「使い勝手」の悪さが原因ではない。私腹を肥やしていただけである。「使い勝手」の悪さに我慢して真面目に取り組んでいる大多数の研究者に対して失礼だろう。

税金を使っている以上、多少の「使い勝手」の悪さはやむを得ない。

文科省が「使い勝手」の考えを強調するのは、余った研究費を後日、別の研究に流用することを大目に見る風潮が日ごろから省内にあったためだ。ここからは多額の研究費を配分したうえ不正を見抜けなかった責任の回避が見えてくる。

不正が頻発するようになった背景には、国が科学技術政策を重視した結果「研究費バブル」ともいうべき巨額な資金が研究現場に流れ始めたことがある。

その傾向は01年度から05年度にかけての「第2期科学技術基本計画」の策定後、加速され、しかも時流に合ったテーマを掲げ、口先のうまい特定の研究者に集中的につぎこまれてきたのだ。

わが国が科学技術立国を目指し、科学研究に力を入れるのは賛成だが、それを正しく推進するためにも研究費の過度な集中の排除、安易なバラマキを正す必要がある。管理・監査体制の強化の前に「研究費バブル」の体質を改めるべきだ。

「使い勝手」を良くする議論はそのあとである。（2006年11月号）

易々と破られた「多重防護」——医療分野にも通じる福島原発事故の教訓

日本の観測史上最大規模の「東日本大震災」が2011年3月11日、発生した。今回の震災がこれまでと全く異なるのは、福島第一原子力発電所からの放射能漏れという事故を伴っていることだ。

地震発生時に運転中だった1〜3号機では、制御棒が挿入されて核分裂反応は止まったが、核燃料に含まれる放射性物質の自然崩壊が続き、継続的な冷却が不可欠なのに、地震による停電で冷却システムの外部電源が使えなくなったうえ、ディーゼルエンジンによる非常用電源もすべて使用不能に陥った。4号機は地震の際、定期検査中だったため核燃料は原子炉ではなく使用済み燃料プールに置かれていたが、ここでも冷却機能が失われ、1〜3号機と同様に危険な状況に置かれている。

津波による海水をかぶったために非常用電源がすべてダウンしたのが危機的状況を招いた最大の原因だが、問題はこれが「想定外」だったかどうかである。

今回の事故が発生したとき筆者は自身が深く取材にかかわった1985年8月の日本航空ジャ

ンボ機墜落事故を思い出した。

ジャンボ機は当時、最も技術的な完成度が高い旅客機といわれ、「多重防護」（フェイルセーフ）が施されていたが、それでも事故を防げなかった。

油圧系は機体の先端から後部まで走る4系統あり、すべて使えなくなることは「想定外」だった。だが、盲点があった。４系統のパイプは機体後部ではすべて垂直尾翼付近を通っていた。損壊した後部圧力隔壁を通して機内の空気が垂直尾翼に向けて流出し、その際に4系統のパイプがすべてを破壊され、操縦機能が失われたのだ。

原発も放射性物質の外部への漏洩を防ぐために、緊急冷却装置を備えるほか、核燃料は「5重の障壁」と呼ばれる「多重防護」で守られているはずだった。

非常用電源は各号機に2つずつ設置されていたとはいえ、2重の安全対策にはなっていなかった。原子炉建屋に隣接する「タービン建屋」の地下階に2つ設置していては1つと同じで津波には無力であった。それが引き金になって放射能漏れを招いた。

もし巨大津波が念頭にあれば、一方は高いところに設置したり、固定式ではなく移動式の電源車にするなどしていただろう。それでこそ「多重防護」なのだ。

そうしなかったのは、電源がすべてだめになることはありえないとの専門家集団の過信、思い込みがあったためではないか。２００６年6月、衆院内閣委員会で全冷却系破綻の可能性を指摘する野党議員の質問に対し当時の原子力安全委員会委員長は「同じサイトの他のプラント（原発）と（電源を）融通する」、10年5月の衆院経済産業委員会で原子力安全・保安院院長は「最悪の事態が起こらないように工学上の設計、ほとんど…ありえないだろうというぐらいまでの安全設計をしている」と電源がすべて喪失する可能性を否定していた。思い込みはこれらの発言によく表れている。「想定外」とはいうものの、実はそうではなかったのではないか。

なぜ原発事故、さらに航空機事故について詳しく触れたかというと、医療事故をはじめとする、およそ科学技術が関係する他の事故と、被害の規模は違うが、発生の構図には共通するものがあるからである。

人間は事前にあらゆる可能性を想定することはできないし、過去に起きていないことに対して準備することもできない。他方、人間が製造した機械、システムで絶対に故障しない、壊れないということはない。

この当たり前のことが往々にして忘れられるのだ。津波とともに国民を震撼させた原発事故は「専門家集団」が陥りやすい独善性に起因していたといってもいい。

医療の分野でもフェイルセーフの考えは徐々に浸透しているが、まだ十分とはいえない。例えば、今でも時々起こる患者取り違え事故などは、事前に想定した幾つかのチェックポイントを易々とくぐり抜けた末に起きる。「想定外」の事態になって初めてチェック態勢の不備を思い知らされる。

医療・医学を含めた他分野の専門家が今回の原子力事故から学ぶことがあるとしたら、それはひとえに「想定外」のことはこれからも起こりうること、それを最小限にするには、同質の人間が集まり、同じ発想に陥りやすい専門分野のタコつぼに籠もるのではなく、他分野の専門家、ときには素人の意見にも耳を傾ける謙虚な姿勢を持つことではないか。専門家を自任している人ほど、今回の原発事故を「他山の石」にしてほしい。（2911年5月号）

政治はどこまで介入できるか――バイオ技術のデュアルユース問題

民生、軍事双方に利用できるデュアルユース科学技術が問題になっている。最先端の科学技術が民生向上ではなく生物兵器などに使われる危険性があるとしたら……

日本とオランダの研究者による高病原性H５N１鳥インフルエンザウイルスに関する学術論文について、米政府の「バイオセキュリティ科学諮問委員会（ＮＳＡＢＢ）」が２０１１年末、一部削除を求めた。

だが、ＮＳＡＢＢは論議を重ねた結果、12年3月末、一転して全文の公表を認める声明を出し、とりあえず収まった。

これまでわが国は科学技術のデュアルユース問題に注意を払ってこなかった。今後、明確に方針を定めておく必要がある。

問題の論文は、東京大学医科学研究所の河岡義裕教授が英国の科学誌「ネイチャー」、オランダ・エラスムス研究所のロン・フーシェ教授が米国の科学誌「サイエンス」にそれぞれ投稿した。

現在の鳥型H5N1ウイルスは、鳥の間で伝播拡大が続き、東南アジアから中東、ヨーロッパ、アフリカに拡大している。1997年に鳥からヒトへの感染が確認されて以来、600人が感染し、致死率は6割と高い。さいわい感染範囲は家族内など濃厚接触のある場合に限られ、不特定のヒトからヒトへの直接感染は確認されていない。

ところが国立感染症研究所の田代真人インフルエンザウイルス研究センター長によると、両者の論文は、現在の鳥型ウイルス遺伝子の特定部分を変異（塩基置換）させると、フェレット（イタチ科の哺乳小動物。ヒトのモデル動物）間で効率の良い飛沫感染が起こるタイプに変わったという内容。乳類同士で濃厚接触なしに感染が確認されたのは初めてだ。

自然界では従来、鳥型ウイルスがブタなどを介して人型ウイルスに変わるとされてきたが、ブタを介さずに直接人型ウイルスに容易に変わりうることも明らかにしている。

鳥型がヒト型に変化すると現在よりも強毒性を持つウイルスになる可能性があるうえ、その変化に必要な遺伝子変異部位、作成方法が解明されたことなどをNSABBは重視、論文全文が公表されれば、生物兵器に転用されたり、盗難などによる生物テロへの悪用、さらに実験室での事故などでパンデミック（世界的流行）を起こす危険性があるとして、論文発表の制限を求めた。

これをきっかけに、科学技術研究の自由、研究に対する政治的介入をどこまで認めるかをめぐる論議が広がり、河岡教授らは1月、自主的に2カ月間、研究を中断していた。

世界保健機関（WHO）は2月、当面の論文掲載見合わせを是認しながらも研究自体の意義を認めて全文掲載を求めた。

こうした中でNSABBは、著者らから提出された追加データを詳細に検討した結果、最終的には全文公表を認めた。改変されたウイルスの病原性に致死性がない、あるいは病原性が低下していること、人工的な遺伝子改変の一部は既に自然界で起きていることなどが理由とされる。

ただ、これで問題に終止符が打たれたわけではない。今回の判断はあくまで個別の論文掲載に関するもので、生物・医学研究をめぐるデュアルユース問題が解決したわけではない。

最近では01年の9・11米同時テロ後に起きた炭疽菌テロなど、高度の知識がなくてもバイオ技術を悪用し、人々を恐怖に陥れる事態が発生している。米政府ならずとも神経をとがらせるのは当然のことだ。

デュアルユース技術の中でも核兵器や化学兵器では国際的な規制条約と監視機関があるが、生物兵器に関しては「生物兵器禁止条約（BWC）」があっても国際的な監視機関とそれに基づく査察制度がない。

ＷＨＯは今後、ウイルス研究の研究室のセキュリティなど管理体制の基準つくりなどに取り組む。日本学術会議も12年1月から「科学技術のデュアルユース問題に関する検討委員会」を立ち上げ、検討を始めた。生命科学に限らず科学技術全般にわたる幅広い課題との認識に立って議論する方針だ。同年9月までに、科学者の責任に関する「行動規範」をつくるという。

研究の自由の保障は確かに重要だが、それに携わる研究者は社会的責任を忘れてはならない。公的機関から研究費を得ているならなおさらである。これを世界中の研究者の共通認識としたい。

（２０１２年６月号）

〈看護師養成〉

看護師の臨床研修も義務化を――医療の安全性向上

医師の臨床研修の義務化が始まって2年目。さまざまな問題を抱えつつも着実に定着に向かっている。その陰で、すっかり忘れられているのが、看護師の教育だ。医師同様に、免許取得後の臨床研修の義務化を制度化すべきだろう。

日本看護協会のデータをみてみよう。

2004年度に病院に就職した新人看護師の77%が「配属部署の専門的な知識・技術が不足」、69%が「医療事故を起こさないか不安」と訴えている。

これを裏付けるように同年の調査では、病院で危うく事故の一歩手前で肝を冷やした「ヒヤリ」や「ハット」などインシデントの総件数のうち、81%に看護師がかかわっていた。うち新人看護師が13%を占めていた。新人といえども「診療の補助」の最終実施者である以上、常に医療事故に遭遇する危険性が高いことを示している。厚生労働省もほぼ同様の調査結果を出している。

これだけ事実がはっきりしている以上、早急な対策が必要である。厚労省の「医療安全の確保に向けた保健師助産師看護師法等のあり方検討会」で、新人看護師に対する卒業後の臨床研修の義務化を求める声が高まったのは当然だろう。

医療の高度化・複雑化に伴い、医療職を目指す学生が習得すべき専門知識・技術が急速に増えている。さらに安全な医療を求める国民の声も高まっている。

04年4月から免許取得後の医師に対する2年間の臨床研修が義務づけられたのはこのためだ。歯科医師も06年4月から1年間の研修が必修になる。薬剤師養成のための大学薬学部の教育年限も06年4月から医・歯学部と同じ6年に延長され、半年間の実習が必修化される。

チーム医療の一翼を担う看護師も習得すべき専門知識・技術が増え、業務密度が濃くなっているが、教育年限は1951年(昭和26年)以降、半世紀以上も正看護師3年、准看護師2年に据え置かれたままだ。他の医療職の教育体制が軒並み充実してきているのにである。

アジアではフィリピンが看護教育を4年制(大学)とし、韓国もそれに向けて準備中という。日本は経済大国といいながらあまりにもお粗末ではないか。

日看協によると、看護基本技術103項目のうち、新卒看護師が就職時に「一人でできる」と答えているのはベッドメイキングなどわずか4項目、3カ月後で35項目しかない。にもかかわらず半数以上が就職後2カ月で夜勤勤務に就いている。看護師はいまの2―3年の教育期間では知識の習得が追い付かないうえ臨床看護の能力も十分に身につかないまま就職しているといえよう。

これでは「ヒヤリ・ハット」が頻発しても当たり前である。

現在、就職後1年以内に離職する新人看護師は９％を超えている。看護職学校・養成所の１０３校分に相当するという。

様々な理由があるとはいえ、数年前に比べて急増していることは、看護師としての技量不足に自信を持てなくなったことが拍車をかけているのは確かだろう。

安全な医療は医師の臨床能力を高めるだけでは実現できない。看護師の臨床能力も向上させる必要がある。

一部の医療機関では新人看護師に対する臨床研修を独自に行っているが、看護師育成を病院の努力に頼るのは限界だ。国の責任で全国的に行うべきである。

そのためには教育期間の延長を前提にして、看護師教育のあり方を全面的に見直さなければならない。卒業後の臨床研修の義務化はその重要な一環である。

すぐには無理としても厚労省はまず方向性を打ち出し、その実現に向けた環境整備を計画的に進めるべきである。

日看協は60万人近い会員を擁する割には政治力が弱い。政府に対し様々な方法で看護教育の改善を働きかけ必要がある。臨床研修の義務化に伴い医療費が増えても医療の安全性が高まるなら賛成である。多くの国民も理解するだろう。

日看協はそれに向けて国民運動を展開するぐらいの行動力を見せてほしい。（２００５年11月

号）

愚にも付かない報告書――厚労省「看護基礎教育懇談会」の「論点整理」

これほど愚にもつかない報告書は最近では珍しいのではないか。

２００８年７月７日、厚生労働省の「看護基礎教育のあり方に関する懇談会」がまとめた「論点整理」の報告書のことである。ひとことで言えば、いまごろ悠長に「論点整理」などしている段階か、ということだ。

「論点整理」などは、とうの昔に済ませ、そのうえで新たな「看護基礎教育」のあり方を提言すべきなのに、それにはほとんど応えていないのだ。何のための懇談会かと言いたくなってしまう。

看護師養成の教育年数は、１９５１年以来、半世紀以上も正看護師３年、准看護師２年に据え置かれたままである。

だが、医療の高度化に伴い、看護師に求められる役割は大きくなり、学ぶべき専門知識・技術は増えている。

これに応えるには看護師養成の教育年数の延長が欠かせない。

日本看護協会によると、アジアでは既にフィリピンやタイでも養成教育をすべて４年制（大学）

にしている。韓国も大学化に向けて準備中という。

ところが、報告書は「質の高い看護師」の養成を掲げながら、看護教育の大学化の主張とともに、現行の養成制度の維持を求める意見も併記しているのだ。

一体、どちらを目指したいのか。

新人看護師の多くが配置先で求められる専門的な知識・技術の不足や、それによる医療事故への恐れなどから就職後1年以内に1割近くが離職している。

これを減らすには、看護師の臨床能力の向上が不可欠で、「卒後研修」の必要性を指摘するだけでは不十分だ。

余力のある医療機関だけが「卒後研修」を行うのではなく、医師・歯科医師と同様に義務化することが必要なのだが、それには全く触れていない。

報告書は今後の医療について、効率性、効果、安全性の担保、質の向上のために、医師、薬剤師、看護師などコメディカルなどとの「役割分担・協働」「チーム医療」の推進を掲げてはいる。

それならば、例えば簡単な医療行為は一定の資格を有する看護師に任せるなど裁量権の拡大に向けた教育のあり方にも言及すべきだろう。医師不足を補うことにもなり一石二鳥になるはずだ。

准看問題からも逃げ「看護師教育について大学での教育が増大していく中で、並行して准看護師課程のあり方についても議論を進めていくべきであるとの意見があった」などとお茶を濁してしまった。

報告書が指摘するように、1996年末、旧厚生省の検討会は「21世紀初頭の早い段階をめどに、看護師養成制度の統合に努める」との結論をまとめた。当時の議論の流れを振り返れば、それは教育年限の短い准看護師の新規養成の廃止を意味していることは明らかである。

日本医師会はいったん賛成しながら、その後一方的に態度を翻し、開き直っている。「准看制度廃止に賛成した覚えはない」と主張しているが事実に反する。

厚労省はいつまで准看制度を維持するつもりか。教育期間が短く時代にそぐわない以上、期限を切って廃止すべきだ。

報告書はほとんど「ああいう意見があった」「こういう意見があった」の羅列で、具体的な提言を回避している。

厚労省は「20年先の中長期のあり方」を議論したというが、「20年先」の将来像がこれほどあいまいではお先真っ暗である。報告書を流れるのは、看護師をいつまでも〝下働き〟の存在に置いておきたいとの旧態依然の発想である。

こんなことだから看護師が次々と離職するのだ。わが国では看護師は決して不足していない。資格を持っていても厳しい労働環境に耐えきれず、やむなく職を離れるのだ。最も効果的な看護師の確保対策は質の高い看護師を養成し、結婚、育児など人生の節目に合わせた多様な勤務形態を認め、離職を防ぐことである。単に養成定員を増やすことではない。

厚労省に求められているのは、「20年先」の看護師の将来像を明確にしたうえ、その実現のための環境整備に今から計画的に取り組むことである。（2008年9月号）

2人同時にインドネシア人看護師誕生——新潟県・三之町病院の秘訣は

日本との経済連携協定（EPA）に基づきインドネシア、フィリピンから看護師や介護福祉士の候補者が来日、日本の国家資格取得を目指す取り組みが始まって3年。合格率は依然として低い。その理由として日本語習得の難しさなどがあげられる。だが、国家試験の合否には候補者の熱意とともに、候補者を受け入れている病院の支援も大きく影響している。2010年3月、百人以上の第1陣のインドネシア候補者の中では、新潟県三条市の社会医療法人「三之町病院」に来ていた2人だけが合格した。同病院を訪ね、合格の秘訣を聞いた。

合格者は、インドネシア出身のリア・アグスティナさん（28歳）と、ヤレド・フェブリアン・フェルナンデスさん（27歳）。2人は母国の看護師資格を持っている。08年8月に来日、日本語研修のあと09年2月から看護助手として勤務し、10年3月に日本の試験に受かった。

フェルナンデスさんは11年7月、日本人女性と結婚、今は東京に移住している。アグスティナさんは引き続き、勤務している。

「受け入れたものの当初は何をしていいのかが分からなかった」と山田秀樹総務課長。「1日8時間すべて働いてもらうと勉強が追いつかない。反対に勉強ばかりではストレスがたまってしまうのでは…」と考え、手探りの末、午前中の4時間を勤務、午後の4時間を勉強時間にあてることにした。これが結果的に大成功だった。

インドネシア語を話せる職員は皆無。インドネシアで看護師として働いていたので日本の看護師国家試験の内容自体は理解できるが、最大の問題は日本語。看護師を中心に非番の医師も交代で加わり、過去問題を中心に、ときには英語を交えながら日本語の医学用語や文章全体の意味を特訓した。2人は1年目（着任1週間後）の試験では不合格だったが、2年目に見事に合格した。病院としての合格率は100％である。

10年の国家試験ではEPA関係の候補者254人が受験し、合格したのは、この病院の2人と別の病院のフィリピン人1人の計3人だけ。院内は祝福ムード一色のお祭り騒ぎになり、全く縁のない遠方の人からもお祝いのメールが届いた。1度に2人も難関を突破したニュースは候補生を受け入れている他の病院にも広がり「なぜ合格できたのか」という問い合わせが殺到したという。

「何とか合格させようと病院職員が一丸となってサポート体制を敷いたことが大きかった」と五

十嵐博美総師長。「受け入れ病院の中には、大学で聴講させたりしているところもあったと聞いている。ただ、日本語が十分に理解できないのに聴講はどうかと思い、勤務と勉強に半分ずつ時間をあてる方法を最後まで通した」と振り返る。

アグスティナさんは「勤務で患者さんと話をするのは気分転換になった。患者さんから日本語を教えてもらうことも多く、日本語が上達した」という。

他の病院でも候補生の合格率を高めるにはどうしたらいいか。「勉強時間を十分に確保してあげることです。幸い、私の場合は恵まれていたが、それでも夜アパートに帰ってからさらに勉強していた」と話す。

11年2月の国家試験からは日本語の病名に英語を併記、難解な漢字にふりがなが振られた。「それはそれで外国人には助かるが、日本語の文章全体が理解できないと試験問題の意味が分からないでしょう」とも。

山田総務課長は他の病院へのアドバイスとして「候補生の受け入れは先行投資であって、合格後、本人が希望すれば働いてもらうというぐらいに割り切ることが必要だ。候補生を三交代で夜勤させるなど即戦力として勤務させては勉強時間がなくなり、合格できない」と指摘する。

森宏病院長も「本人の意欲と、受け入れる側のサポート体制があればもっと多くの合格者が出ていいはずだ」と断言する。

病院の日本人看護師はキャップをかぶっていないが、アグスティナさんは勤務中、グレーのスカーフを巻いており、遠くからでも分かる。「私、この病院を愛しちゃったの」とちゃめっ気たっぷりにいい、希望して脳神経外科に勤務、給料は規定に従って看護助手のときの2倍に。合格後、講演依頼が殺到し、あまりにも多いので今はほとんど断っている。「日本で高度な看護技術を学び、将来、インドネシアに帰ってから役立てたい」と愛くるしい笑顔で抱負を語っていた。（２０１１年10月号）

日医は看護師養成から手を引け――時代遅れの准看の新規養成は廃止を

准看護師の新規養成の停止を巡る論議が再び活発化しようとしている。この問題で、日本看護協会（日看協）が最近、再び新規養成の早期停止を強く求め始めた。これに対して日本医師会（日医）は依然、準看護師養成制度の存続を求めて譲らないのだ

准看護師制度は１９５１年、「保健婦助産婦看護婦法」の一部改正に伴い創設された。看護師が厚労大臣免許であるの対し、准看護師は都道府県知事の免許である

業務に関する法律上の位置付けは、看護師が「傷病者若しくはじよく婦に対する療養上の世話又は診療の補助」であるのに対して、准看護師は「医師、歯科医師又は看護師の指示を受けて」

看護師と同じ業務を行う。学校・養成所の入学要件は、看護師が高校卒業、准看護師が中学卒業。教育時間は看護師養成課程の３０００時間以上に対し、准看護師はその3分の2以下の１８９０時間以上。看護師教育は自立した判断能力を養うことを目標に掲げているが、准看護師の場合は医師らの「指示」を前提にした内容で、教育内容は大きく異なる。

問題は、医療の高度化、複雑化が進み、看護師が習得すべき専門知識が増えている中で、准看養成の教育時間、教育内容ではこれに追い付かなくなっていることだ。

こうした懸念は20年以上前から指摘されており、今はさらに強まっている。

１９９６年12月、厚生省（当時）検討会が「21世紀初頭の早い段階を目途に、看護婦養成制度の統合に努める」との報告書をまとめたのはこのためだ。実質的に准看の新規養成の停止を求める内容だった。

ところが日医は後日「準看制度の停止に賛成していない」と報告書を反故にした。

当時、この検討会を終始傍聴してきた筆者に見て、事実に反すると言わざるを得ない。当時の新聞各社の報道内容を見れば分かるように、検討会の審議は「停止」の方向に向けて進み、日医選出の委員も報告書にはほとんど異論を唱えなかった。

日医の態度豹変について「いったん停止に賛成したが、地方の開業医から猛烈な突き上げが来て、方針を変えざるを得なかった」と後日、日医関係者から聞いた。

それから20年。日医の抵抗の強さに厚労省、日看協もこの問題を避けてきた。

だが、ここへきて再び論議が始まったのは、２０１４年6月に成立した「医療介護総合確保促進法」に伴い、消費税を財源とした新たな「基金」が都道府県ごとに設置され、都道府県によっては「准看養成所の新築」など、「養成停止」と逆行する政策に使われる可能性が出てきたためとみられる。自民党国会議員で組織する「地域を支える看護職員養成促進議員連盟」が准看養成の促進を打ち出したことを影響しているようだ。

准看制度の存続を求めるグループは、特に地方では看護師が来ない、来ても定着率が低いことなど挙げる。だが、それは待遇を改善すれば済むことだ。

欧米と違い看護業務が明確に独立していない日本で看護師の2層構造を維持することは看護師全体の給与水準を下げる方向に働く。準看制度の養護者はそれを利用して低賃金で雇いたいというのが本音だろう。

准看学生への奨学金貸与の見返りに不当に〝お礼奉公〟を強いるケースが以前ほど露骨ではないが、地方では依然起きている。

看護師の質を問わず量だけ増やしたいなら、医師不足解消のために大学教育や臨床研修期間を短くした知事免許の〝准医師〟制度をつくってもいいことになるが、真っ先に反対するのは日医だろう。なぜ看護師だけを2層構造のままにしておくのか。

懇意にしていた日医理事の1人が以前、筆者に「日医の方針に反するが、私は準看問題については日看協の言い分の方が正しいとずっと思ってきた。現に私の診療所では技量や教育不足の準看は採用していない。準看問題がいつまでもトゲのように刺さっていて、日医と日看協の関係は何かにつけてぎくしゃくする。国民にとって不幸だ」漏らしたことがある。こんな良識ある開業医が増えることを期待する。

医師養成が国（厚労省）の責務であるのと同様に、看護師養成も本来国の責務である。日医が看護師不足への対応から準看養成に尽力してきたことは否定しないが、半世紀前と医療を取り巻く環境は大きく変わっている。日医はもうこの問題から手を引き、看護師養成は国に任せるべきである。（2015年6月号）

〈動物実験、感染症、臨床試験〉

代替法でできるだけ減らす工夫を――問われる動物実験

医学、薬学などの研究で行う動物実験はこれまで当然視されてきた。だが、今後も無制限に許されるのだろうか。

２００７年８月下旬、東京都内で第６回「国際動物実験代替法会議」が開かれた。アジアで初めての開催で、50カ国から９００人を超す研究者らが参加した。日本で開催の国際会議としては珍しく、参加者の半数以上が海外からだった。このことは、動物実験の倫理問題に対する日本の研究者の関心は欧米に比べはるかに低いことを意味している。わが国のメディアもまたしかりである。会議に関する報道はほとんど皆無だった。

人間のために、動物実験でラットやマウス、ウサギ、犬、豚などを使うことは長い間何の疑問も持たれなかった。

その流れを変えたのは、欧米、特に欧州での「動物の福祉」や「動物の権利」への関心の高まりである。

欧州の科学研究では既に１９５９年、動物実験の他の方法への置き換え、使用動物数の削減、動物への苦痛の削減という「３Ｒの原則」が提起され、１９９９年にイタリア・ボロニアで開かれた第3回「代替法会議」で「ボロニア宣言」として再確認され、各国に勧告された。

こうした動きに押され、欧州連合（ＥＵ）では使用される動物の数を大幅に減らした。動物実験についての海外の状況に詳しい食品薬品安全センター秦野研究所の田中憲穂遺伝毒性部長によれば、例えばドイツでは使用された実験動物の数を１９７７年の約４００万匹（頭）から04年には8分の1にまで減らした。

日本も88年の１４００万匹から01年には９００万匹にまで減らしたが、ほぼ同じ時期（02年）にＥＵ全体でも１０００万匹。日本一国でＥＵ全体にほぼ等しい数を使っているのである。

日本の実験動物の数が研究成果の割には突出して多いのは明白である。わが国も世界の動向を真摯に受け止め、実験動物の数を減らすよう努めるべきだろう。

その中で、当面最優先すべきは、化粧品開発での動物実験の廃止である。

化粧品の皮膚への刺激性を調べるのに従来、生きたウサギの目を使ってきた。

だが、ＥＵは既に03年6月の「理事会指令」で、反復投与毒性試験など一部の例外を除き、動物実験を行った化粧品の全面的な販売・輸入禁止を09年3月から実施することを決めている。禁止の範囲はＥＵ域外で行われた実験も含む。例外的な試験も13年3月からは禁止される。

ここまで徹底させるのは、培養細胞を使う代替法が普及してきたためである。

これに対して国内の化粧品会社で動物実験を廃止したのはまだ3、4社といわれている。これでは早晩、他の先進国から批判を受ける。そうならないうちに代替法に切り替えることを求めたい。

一方、化粧品と違い、医薬品開発での動物実験は各国とも法で義務付けていることが多く、現状では避け難い。

とはいえ、ルールもなくむやみに殺すのは好ましくない。やはり代替法の開発で少しずつ減らしていることが必要だ。

今回の国際会議でも、動物を使わずに化学物質の毒性をその構造からコンピューターで予測する方法が注目された。

東北大学などは、分化させたヒト免疫細胞を使った感作性試験法を開発し、発表した。こうした研究を政府は強力に後押しし、加速させるべきである。

欧米では動物実験について、国が決めた一定の施設基準を満たす施設で、科学的かつ動物福祉の観点から妥当性が認められた実験に限って、登録された実験者が行うことを義務づけるなど法的規制を行っている。違反者への登録取り消し、罰金・懲役などの罰則も設けている。

これに対し、わが国では05年6月成立の改正動物愛護・管理法に「3Rの原則」が盛り込まれたが、法的な競争力はなく、動物実験は各施設の指針・基準など自主性に任せているのが現状だ。

このため、いつ、どこで、誰が、どんな動物を、どれだけ使い、どんな実験をしているのかが正確に把握できていない。わが国も欧米並みの法規制を真剣に考えるべきだろう。（２００７年11月号）

〝後出しジャンケン〟の批判は卑怯だ——新型インフルエンザ総括

２００９年春から世界的に大流行（パンデミック）した豚由来の新型インフルエンザは、ほぼ終息した。世界保健機関（ＷＨＯ）は７月中にも最終的な終息宣言を出す見込みだ。

６月末までの厚生労働省のまとめによると、おもな国の死亡者数は、米国１万２千人（推計）、メキシコ１１１１人、英国４５７人、カナダ４２８人、フランス３１２人、韓国２５７人、ドイツ２５５人、日本２００人、豪州１９１人などだが、人口10万人当たりの死亡率では、わが国は０・16で、米国３・96の25分の１、カナダ１・32の８分の１などと、主要国で最も低い。わが国に最も近いドイツ０・31のほぼ半分だ。

政府の新型対策が、重症者とともに死亡者の発生数を最小限にすることを最大の目標に掲げていたことを踏まえれば、総じて成功したといってもいいだろう。

厚労省の「新型インフルエンザ対策総括会議」が６月の報告書で指摘しているように、広範な学校閉鎖、医療アクセスの良さ、医療水準の高さと医療従事者の献身的な努力、抗ウイルス薬の迅速な処方、手洗い・うがいなど公衆衛生意識の高さなどが相乗効果をあげたのだろう。だが、これに満足していてはならない。これまでの対策を真摯に振り返り、今後の再流行に備えることが重要だ。

海外からのウイルス侵入に備えた空港での検疫（水際対策）に、多数の医師や看護師などの医療従事者を投入した半面、感染者の発見には大して役に立たなかった。その間、国内では渡航歴がない感染者が発生していた。

メキシコでの流行の際、死亡者が続出するなど深刻な状況が伝えられ、WHOも当初、入国の際の検疫を重視しており、わが国としてもそれに引っ張られた。とはいえ、結果として国内対策へのシフトが遅れたことは反省しなければならない。

初期の水際対策自体は誤りでないにしても、それで国内侵入を防ぐことはほとんど不可能であり、せいぜい侵入を遅らすことしかできないことは医療従事者にとっては常識だったが、その狙いが国民に十分に伝わらず、過度な期待を抱かせてしまったことも情報伝達の悪さとして今後の教訓としなければならない。

対策が硬直した背景には、新型に対する政府の「行動計画」が、H５N１型という鳥由来の最悪のケースを想定していて、結果的には季節性と差がない病原性だった今回の豚由来の新型に対し「鶏を割くのに牛刀」になったことがあげられる。それが過度な学級閉鎖、修学旅行の中止なども招いた。今後は流行の状況を見ながら臨機応変に対応できる柔軟な「行動計画」が求められる。

新型の流行が下火になるとともに、国産に加え輸入ワクチンも大量に余った。これを無駄とみるか保険とみるかは意見が分かれるが、明らかになったのは、わが国は他の先進国に比べ、海外依存の割合が高く、国内のワクチン製造のインフラが著しく劣っていることだ。ワクチンをめぐっては過去に甚大な健康被害の事例があるが、それを乗り越えてメーカーの製造体制を国が支援すべきだ。

それにしても一連の新型騒ぎで鼻についたのは〝後出しジャンケン〟ともいうべき、批判のための批判だ。

水際対策など政府・厚労省の対策に多くの不備があったことはいうまでもない。だが、新型発生前には黙っていて、発生後に対策の不備が分かると、得意になってそれをあげつらい、全面否定する学者・研究者が多いのに辟易させられた。政府の「行動計画」は05年12月、「ガイドライン」は09年２月につくられ、それぞれ十分な期間を設けてパブリックコメントを求めていた。そのときになぜ批判しなかったのか。

批判者の中には直前まで厚労省職員として対策に関わった医師もいる。在職中には黙っていて、退職後、にわか批判者に早変わりする。対策に不備があるなら、在職中に職を賭して指摘し、それが受け入れられないときには堂々と世間に訴え、事実を明らかにすべきだった。それが医療・医学のプロがとるべき国民への責任だろう。（2010年8月号）

刑事告発だけで終わらせるな――「ディオバン」臨床試験データの捏造

スイス・バーゼルを本拠地とする製薬大手の日本法人ノバルティスファーマの高血圧治療薬（降圧剤）「ディオバン」（一般名バルサルタン）を巡る臨床試験データ捏造問題について厚生労働省は2014年1月、不正なデータを用いた論文を使い「虚偽・誇大広告」を行った疑いがあるとして、薬事法違反容疑で同社を東京地検に告発（注）した。

不正は12年、臨床試験のデータの不自然さに疑問を持った一部の真っ当な研究者の問題提起をきっかけに明らかになった。

02年以降、京都府立、東京慈恵、滋賀医大など5大学はディオバンと他の既存の降圧剤との効能・効果を比較する「医師主導臨床試験」を実施してきた。

13年末までの学内調査の結果、京都府立、慈恵医大は、ディオバンの降圧効果は既存薬と比べて差はないが、脳卒中や狭心症などの予防効果があるなどとする論文を海外の著名な雑誌に発表した。ノバ社はこうした論文を引用した医師の対談記事などを使って大々的に販売促進活動を行った。

京都府立医大ではカルテのデータと論文執筆のための解析用データは一致せず、解析用は不正操作されていた。慈恵、滋賀医大でも同様にデータが改ざんされていた。

だが、肝心な点は依然として不明のままだ。不正なデータ操作にノバ社社員（当時）が肩書きを隠して統計解析者として参加していたことが明らかになっているのに、同社は「元社員によるデータの意図的な操作や改ざんを示すいかなる証左も発見されなかった」「元社員が上司から（不正をするよう）指示を受けていた証左はなかった」（13年7月29日の調査報告書）と言い切る。

半面、「元社員は個人所有のコンピューターに保存されている業務活動記録を調査に供することを拒否」（同）したともいい、調査が不十分だったと認めている。

一方、厚労省の調査は「ノバ社は業務の一環として関与していたと判断すべき」「元社員の関与の実態がノバ社にとって最近になって判明したとは言い難い」（13年10月8日）と組織ぐるみの不正を疑っているが、ノバ社がどこまでデータの捏造に関与していたかは明らかにできなかった。法的強制力のない任意調査の限界だろう。真相究明が捜査機関に委ねられたのは当然である。

今回の事案を、データ捏造の〝犯人捜し〟だけに終わらせてはならない。

まず見直さなければならないのは、臨床試験のあり方だ。医薬品の承認申請を目的とする「治験」に際しては日米EU医薬品規制調和国際会議の基準に沿った「臨床試験の実施に関する基準（ICH―GCP）」の順守が薬事法で定められているが、治験以外の臨床試験は、未承認薬に対する臨床試験を含めて薬事法の対象外である。ICH3極の中で治験とそれ以外の臨床試験とを区別しているのはわが国だけである。

臨床試験の適切さを保障する規制がなく、今回のような問題が起きても事実解明すらできないのはこのためである。早急に臨床試験全体を薬事法で規制すべきである。

臨床試験への資金提供は、提供目的を明確にした「委託研究契約」に基づいて行うように改める必要がある。臨床試験への資金提供を目的としながらも使途を特定しない「奨学寄付金」は禁止すべきだ。

02年12年にかけ5大学に対しノバ社から巨額の奨学寄付金が払われたが、ほとんどの大学が「利益相反状況」を適切に開示していなかった。それが不正を生む温床になったと考えられ、データの捏造が奨学寄付金への見返りと疑われてもやむを得ない。

捏造データを用いた論文、これをもとにしたノバ社の広告や関係学会のガイドラインは、高血圧治療に当たる医師の処方に影響したことは間違いない。ディオバンの年間売上額は1000億円を超えていたという。わが国の医療保険財政に深刻な損害を与えたわけで、厚労省はノバ社に対し、不正で得た分の返還請求をしなければならない。

ノバ社の販売促進には一部医療系専門雑誌が大きな役割を果たした。結果的には虚偽の広告を載せ不正のお先棒を担いだ。メディアとしての責任を明らかにすべきだ。

今回の臨床試験絡みの不正は、製薬企業と大学研究者の利益相反が科学を著しく歪めることを示した典型的な例だ。日本の臨床試験の信頼は根底から崩れたといっていい。信頼を取り戻すには、不正の再発防止策を徹底的に実行する以外にはない。（２０１４年3月号）（注）１、２審とも国が敗訴し上告中。

〈HIV／エイズ〉

露わになった治療薬と特許権の問題――第10回アジア太平洋地域国際エイズ会議（韓国・釜山）

「多様な声、一つの行動」をテーマに、第10回アジア太平洋地域国際エイズ会議が2011年8月下旬、韓国・釜山市の釜山展示会議センター（BEXCO）で開かれた。64カ国から2500の人が参加した。

エイズウイルス（HIV）の流行が一時ほどの猛烈な勢いを見せていないとはいえ、危険性がなくなったわけではない。また患者・感染者に対する支援、偏見・差別の克服など対処すべき課題は多い。

1981年にエイズ患者が米国で最初に確認されてから30年のことしの会議は、こうした問題について国境を越えて議論して共通認識を深める機会だったはずだ。

ところが会議全体を通して目立ったのは、直面する課題に関する真摯な議論・討論よりも、一部非政府組織（NGO）によるパフォーマンスといえよう。具体的には、インドが欧州連合（EU）と進めている自由貿易協定（FTA）交渉に対する各国のエイズ活動家たちの激しい反対行動だ。

インドは以前から抗HIV薬（エイズ治療薬）などの後発医薬品（ジェネリック医薬品）を製造し、発展途上国に供給してきた。だが、FTA交渉では、新薬を開発した欧州の製薬企業の知的財産権を保護するためジェネリック薬の製造を大幅に制限する条項が盛り込まれている。FTAが締結されれば、途上国の多くの患者・感染者の抗HIV薬へのアクセスが著しく妨げられるというのが反対の理由だ。

抗HIV薬の地財をめぐる争いは以前から起きていた。患者・感染者の急増に苦しむ南アフリカ共和国がライセンス料を払わずに抗HIV薬のジェネリック薬を製造したことでは01年3月、欧米の大手製薬企業による南ア政府相手の訴訟にまで発展した。

人命にかかわることゆえ、このときは製薬企業側の訴訟取り下げで落ち着いたが、その後もこの問題はくすぶり続けた。

製薬企業は途上国へ抗HIV薬を無償または原価以下の低価格で提供する代わりに、先進国には高く売って利益を回収しているが、先進国にも生活費を削って抗HIV薬の費用を工面している患者・感染者がいる。地財無視のジェネリック医薬品の製造がこれからも続けば、製薬企業が新薬開発をしなくなることも考えられる。

そうなると一番困るのはエイズで苦しむ患者・感染者自身である。いたずらに製薬企業を批判するのではなく、医薬品開発と費用負担のあり方についてのグローバルな議論こそが今求められている。

インドとＥＵ間の抗ＨＩＶ薬と地財をめぐる問題は日本ではほとんど報道されていない。韓国でも同様だ。その意味では、この問題を国際会議の場で取り上げ、広く知らそうとしたことには意味があるだろう。

とはいえそれをアピールする方法は考え直すべきだ。本来なら抗議相手はインド政府とＥＵのはずだが、なぜ開会式の最中に、当事者でもない韓国厚生大臣の挨拶を途中で遮って集団でシュプレヒコールをあげ、抗議行動をしなければならないのか。２日目以降も一般研究者の発表中に集団でそれをやめさせて壇上を占拠し、マイクを奪って自分たちの主張だけを通そうとする。そのあおりで全体会議の主要演者の記者会見は中止に追い込まれてしまった。行き過ぎは明白である。

半面、記者会見をし、主張・行動を理解してもらうおうとの努力は全く見られなかった。

国際エイズ会議では従来、患者、感染者や支援者によるパフォーマンスは茶飯事だった。それでも限界を踏まえていて、引くべきときには引いていた。今回はそうした留め金が外れてしまったようだ。

国際エイズ会議には今回のような大陸・地域別会議のほかに、全世界対象の会議がある。海外での開催を含めこれまで数回の会議に参加したが、そのたびに思うのは、科学的な議論が次第に減り、NGOのお祭りの色彩が強くなってきていることだ。それもいいかもしれない。だが、大陸・地域別会議の中でもアジア太平洋地域の会議は特に基礎・臨床などをはじめとしたサイエンスに弱い。今回のようなパフォーマンスを続けていけば、一般研究者からそっぽを向かれ、いずれ会議自体が独り善がりに陥り、衰退に向かうのではないか。

そんな懸念を抱かせた会議だった。（2011年11月号）

「エイズの終焉」が射程に――第19回国際エイズ会議（米国・ワシントンD.C.）

第19回国際エイズ会議（国際エイズ学会主催）が「Turning The Tide Together」（ともに状況を変えよう）をテーマに2012年7月22日から27日までの6日間、米国ワシントンDCのウォルター・E・ワシントン・コンベンションセンターで世界183カ国から約2万4000人の研究者、臨床医、行政官、非政府組織（NGO）関係者らが参加して開かれた。

会議での発表は約4000演題に上り、19のセッション、60のワークショップ、19のプレナリーセッション、14の特別セッション、185のサテライトセッションに及び、基礎から臨床、社会科学、人権、保険制度までさまざまな問題が論議された。

だが、会議全体を通してその性格を最も特徴づけたのは、「エイズ・フリー・ジェネレーション」（エイズのない世代）ということが目標として強く打ち出されたことだろう。これまでエイズといえば、悲観的な側面が強調されてきたが、ここに至ってようやく明るい展望が示されたといえる。

「エイズ・フリー・ジェネレーション」とは①だれもエイズウイルス（ＨＩＶ）に感染しないで生まれる②その後、年を重ねるにつれても、感染のリスクが今よりもずっと少なくなる③万一感染しても健康を維持できるだけの十分な治療が受けられるうえ、他人に感染させないように予防できる―ことを意味する。

ＨＩＶの増殖を抑える多数の抗ＨＩＶ薬の開発とその普及に伴い、エイズは流行初期と違い、適切な治療を行えば「死にいたる病」ではなくなり「慢性疾患」になりつつある。

国連合同エイズ計画（ＵＮＡＩＤＳ）などによると、10年のエイズによる死亡者は１８０万人で、04～06年のピーク時の年間２２０万人から明らかに減少傾向を見せている。また、抗ＨＩＶ薬による治療を受けているのは２０１０年では６６５万人で、06年の3倍以上、母子感染予防で抗ＨＩＶ薬を受けている母親も06年の2倍で対象者の半分近くにまで達している。

治療の結果は延命期間の延長に表れ、生存中のＨＩＶ感染者は２０１０年で３４００万人と徐々にだが増えている。

「エイズ・フリー・ジェネレーション」は、こうした成果を踏まえてのことだろう。

もう一つ、会議の意義を上げるとすれば、22年ぶりに米国で開かれたことだ。

この会議は２年おきに開催されているが、米国では１９９０年のサンフランシスコ開催を最後に22年間開かれていなかった。

その最大の理由は、米国のＨＩＶ感染者の入国規制政策にあった。米国はレーガン政権時代に、米国内への入国・移民を規制する感染症のリストにＨＩＶ感染症を加えた。その後、規制撤廃が議論されたこともあったが、議会の反対で実現しなかった。

このため感染している活動家などは入国できなくなり、エイズに関する主要な国際会議が米国では開かれなくなった。

（もっとも自己申告制のため陽性であることを申告しない限り入国できたが…）。

各国からの批判を受けてジョージ・ブッシュ前大統領が規制撤廃の方針を決め、政権末期の２００８年７月、緊急エイズ救済計画の５年間延長を決めた際、入国規制撤廃の法案に署名した。その後、２００９年10月、バラク・オバマ大統領が正式に規制撤廃を発表した。これが今回の米国開催につながった。

これによって米国は「エイズ・フリー・ジェネレーション」の実現に向けて世界の先頭に立つことを宣言したともいえる。

米国のエイズ研究の第一人者である国立アレルギー・感染症研究所長のアンソニー・ファウチ博士は「エイズの世界的流行の終焉」をテーマに講演した。

この中で博士は「過去30年の間の基礎的研究や臨床の著しい進歩で、HIV感染者の治療や予防がきわめて効果的に行えるようになり、近年診断された米国の感染者の平均寿命は非感染者に近づいている」と説明したうえ「もし我々がこうしたことをスケールアップして世界的規模で行えば、究極の目的である『エイズのない世代』の実現に向けて、現在の世界的流行を劇的に終わらせることができる」と断言。「我々にはそうする道徳的な責任がある」と結んだ。

その一方で「現在、感染者のほぼ半数は中低収入の国に住み、十分な抗HIV薬を受け取っていない」と医療格差を指摘。その解消のために米国はもとより継続的で計画的な国際協力の必要性を強調した。

「エイズの終焉」が本当に実現できるかどうかはこれからが正念場だといえよう。（2012年9月号）

容易ではない「エイズの終焉」——第20国際エイズ会議（豪州・メルボルン）

エイズに関する研究者、臨床医、非営利・非政府組織（NGO）、行政官らが一堂に会する国際エイズ学会（ＩＡＳ）主催の第20回国際エイズ会議が「速度を上げよう（Stepping Up the Pace）」をテーマに２０１４年7月20日から25日までの６日間、オーストラリア・メルボルン市のメルボルン・コンベンション・エキシビション・センターで開かれた。

参加したのは１７０国から１２５００人。参加者数は2年前に米国・ワシントンＤＣでの第19回会議の半分、１９９４年に横浜市で開催の第10回会議とほぼ同数だ。

メルボルン会議は開幕直前から思わぬ事態に見舞われた。ウクライナ東部で撃墜されたアムステルダム発クアラルンプール行マレーシア航空の旅客機ＭＨ17便の乗客に、会議出席予定のヨープ・ランゲ元同学会会長ら研究者をはじめ世界保健機関（ＷＨＯ）職員など計６人の関係者が含まれていたからだ。

搭乗していた乗客・乗員２９８人にうち、地元オーストラリア国籍者はオランダ、マレーシアに次いで多い28人。撃墜関連の報道で地元紙は連日埋め尽くされ、エイズ会議を伝える報道は終始目立たたなかった。

ワシントン会議にも取材で訪れたが、会議直前に中西部のコロラド州オーロラ市の映画館で死者12人、負傷者50人を超す銃乱射事件が発生。１９９０年以来20年ぶりの米国での開催で、世界のエイズ研究をリードする米国の威信をかけた会議も、乱射事件の余波を受け、エイズ会議関連の報道が押され気味だったことが想起された。

メルボルン会議も冒頭から異例の幕開けとなった。開会式では、議長を務めるフランス・パスツール研究所教授で同学会会長のフランソワ・バレシヌシ氏（エイズウイルス発見の功績で08年ノーベル医学・生理学賞受賞）は「6人の死は大きな痛手だ。しかしここにいる我々がこの1週間議論し、お互いに学ぼうとすることは彼らが望んでいたことだと強く信じる。メルボルン会議を彼らに捧げたい」と弔辞を読み上げ、哀悼の意を表するとともに、出席者全員が起立して殉職した6人へ1分間の黙祷を捧げた。

会議で注目されたのはエイズウイルス（ＨＩＶ）感染、エイズの治療がどこまで進んでいるかだ。

ワシントン会議では「エイズのない世代（AIDS-free generation）」の実現を目標に掲げ、現在を「エイズ終焉の始まり」と位置付けた。それが今、どうなっているのか。

米国のエイズ研究の第一人者である米国立アレルギー・感染症研究所長のアンソニー・ファウチ博士は「ＨＩＶの科学的な発見における重要な挑戦」と題して講演。

「我々はすでに持っている治療法と予防法をベースにエイズのない世界を実現することができる」と断言。その一方で「我々はまだ治療法研究の初期段階にとどまっており、多くの問題に直面している」と認めた。

その最大の障害は体内でリザーバー（ＨＩＶが活発に活動しない潜伏感染細胞）を急速につく

るＨＩＶの能力だ」と指摘したうえ「リザーバーの特徴などを突き止めるのは研究者の最優先課題だ」と強調した。

リザーバーの具体例として、現在４歳を迎えた「ミシシッピベイビー」について触れた。米ミシシッピ州でＨＩＶに感染して生まれた女児のことで、生後30時間を待たずに抗レトロウイルス薬（ＡＲＶ）による集中的な治療が始まり、18カ月続いた。その結果、治療中断後も27カ月間、血中のＨＩＶや抗ＨＩＶ反応が確認されず、世界で初めての治癒症例として13年３月に公表された。だが、会議直前の14年7月10日、ＨＩＶが再度検出されたことが明らかにされ、世界中の研究者を落胆させた。微量のリザーバーが残っていたらしい。

このことは、極めて少量のＨＩＶでも体内に残っていれば再び増殖することを示しており、完全な治癒の実現がなお容易ではないことを会議参加者は再認識せざるをなかった。

「体内から完全にＨＩＶを取り除く方法がない現在、リザーバーへの理解をさらに深めことがＨＩＶの完全な治療につながる」とファウチ博士は講演に中で研究者の奮起を重ねて促した。

とはいえ、ＨＩＶ感染者数は着実に減っていることは間違いない。

国連合同エイズ計画（ＵＮＡＩＤＳ）によると、これまでに世界で７８００万人がＨＩＶに感染。うち３９００万人がエイズに関連した疾病で死亡した。13年の１年間で２１０万人が新たに感染、１５０万人が死亡している。

だがエイズ関連死者は最も多かった05年よりも35％減少、過去3年に限ってみると19％減るなど最近の10年で最も大きな減少率を示している。新規感染者も2001年よりも38％減った。予防法の普及や、治療法の進歩の成果といっていい。

他の疾患と違い、エイズほどNGOの果たす役割が大きい疾患はない。それだけに、会議で発表される演題のうち半数近くがNGOの活動に関係した内容で占められた。

国際エイズ会議にはこれまでたびたび取材に訪れた。どの会議でもNGOは従来、決まってパフォーマンスを行ってきた。ときには過激なパフォーマンスに走って会議の進行を妨害し、顰蹙を買うこともあったが、最近はそうした行動はほとんど鳴りを潜めた。

今回の会議でも、ある製薬企業のブースをNGOのメンバーが一時占拠し、高額なARVが治療へのアクセスを妨げているとして価格の引き下げを求める実力行使に出た。だが〝引き際〟をわきまえているようで、しばらくするとNGOは何事もなかったかのように解散した。

紆余曲折を経ながらも、貧困国にもARVが低価格で行き渡るようになり、HIV感染防止活動のおかげで、感染拡大のスピードが鈍化してきた。HIV感染しても早期診断され、きちんとした治療を受ければ非感染者と平均寿命がほとんど変わらないほどまで状況は改善されてきている。こうした状況を反映しているのだろう。

HIVの感染率は国単位でみると下がってきているが「キー・ポピュレーションズ（key

populations」といわれるコマーシャルセックスワーカー（CSW、売春従事者）、男性同性愛者、静脈注射による薬物乱用者（IVDU）などのグループでは依然として高いレベルにとどまっており、その対策が急がれる。今回の会議でも再三、このテーマが取り上げられた。公衆衛生のサービスが行き届かない弱い立場のこうした人々の感染を減らすには、彼らが検査や診療を受けやすいように、彼らへの「偏見・差別」をなくすことの重要性がどのシンポジウム、演題発表でも強調された。

WHO本部で事務局長、次長に次ぐ要職にある厚労省出身の中谷比呂樹事務局長補佐は会議視察のあと「HIV感染は世界的には減少傾向にあるが、地域差が大きく、今後は的を絞る必要がある。アジアではkey populationsへの対策を強力に進めなければならない」と話していた。

メディアの一員として国際エイズ会議の取材でたびたび海外に出かけたが、最近、メディアの認定が非常に厳しくなっている。

単に所属機関発行の身分証明書、推薦書だけでは信用されない。スイス・ジュネーブにあるIAS事務局にエイズに関する署名入り記事を3本以上送り、メディアとして認定されなければならない。時には記事の英文への翻訳を求められる。その認定書を添えて会議開催国の事務局に提出して審査を受け、やっと会議の取材を許可される。現地での取材よりも、事前の申請をパスするまでの方が大きな労力を強いられるのが現状だ。

これだけ厳しくなったのは、偽メディアの紛れ込みを防ぐためだ。現に筆者自身1999年のクアラルンプール（マレーシア）会議のメディアルームで偶然、中国人女性がメディアを詐称していることを知ってしまった。元々は研究者らしかった。その当時のメディア審査は緩かった。

メディアと認定されれば、高額の参加費（今回は最高1250USドル）が免除されるとともに、メディアパスが交付され、会場内のどこにも出入りでき、会議場の最前列に近い席を確保できるなど利点がある。

2年前の米国と今回の会議に日本から参加したのは私を含め2人だけだった。米国の場合、テロを最も警戒している国だけに、過去最も厳しい審査を受けることになった。英文によるあまりにも煩雑な申請に、現地取材をあきらめた日本人ジャーナリストがいたことを後日、聞いた。国際エイズ会議の取材を希望する医学ジャーナリスト協会のメンバーには、十分に余裕をもって準備に取りかかることをお勧めしたい。（日本医学ジャーナリスト協会会報2015年1月号）

〈ハンセン病〉

ハンセン病問題と取材――心に残った少年時代の体験

２００５年3月1日にまとまった厚生労働省の「ハンセン病問題に関する検証会議」の最終報告書を読んでいて多くのことが去来した。

岐阜県多治見市に住んでいた小学校2年生のときのことだ。当時、筆者は体がひ弱だったため定期的に地元の保健所で健康診断を受けなければならなかった。忘れられないのは、保健所の階段の踊り場に貼ってあった何人かのハンセン病患者の顔写真だった。目の部分は白線で覆い隠してあったが、ただれた皮膚が目に焼き付き、子供心に恐怖心を抱いたことを覚えている。今から思えば、一般市民の恐怖心を煽り、患者の強制隔離を正当化していたのだろう。

当時、癩（らい）と呼んでいたハンセン病を知ったのはそれが最初だった。

同じころ、父のとった行動も印象に残っている。多治見市では2階建ての1階に父の事務所があり、家族は2階に住んでいた。父は、結婚退職する女性事務員の代わりに別の女性を採用した。その女性の親族に患者がいることを周囲から聞かされ、採用しないように忠告されていたが、父は決して耳を貸さなかった。その女性は筆者をとてもかわいがってくれた。

後年、ハンセン病作家・北条民雄の自伝的小説『いのちの初夜』を読んだのは幼いころの記憶が残っていたからだろう。ほとんど忘れていたその作品を思い出したのは90年夏、被爆作家の林京子さん（注）にインタビューしたときだった。林さんに「本を一冊だけ持つことが許されるとしたらどれを選びますか」と尋ねたところ、即座に『いのちの初夜』という答えが返ってきた。

長崎での被爆とハンセン病――。無関係に見えても被曝で極限の苦しみを体験した林さんだからこそ、ハンセン病患者のつらい生活を描いた『いのちの初夜』に通底するものを感じ取っていたからだろう。

その2年後の92年初夏、北条民雄が亡くなる直前までつづった日記が、入所していた東京の国立多磨全生園に残っていることを知った。すぐに持ち主の女性を療養所に訪ね、手にとって見せてもらった。北条の入所時、患者はまるで囚人扱いで、手紙など文書類を外部に持ち出すことは厳しく制限されていた。これを嫌った北条は園の垣根越しに、この女性を通じ女性の義父に作品を渡し、これが文豪・川端康成を通して世に出されたという。この女性の証言だ。これらの経緯を書いた記事は東京新聞の社会面トップに掲載された。多少でも日本の文学史の空白を埋めるのに役立ったと自負している。

この取材の際、立ち寄った集会所で出されたお茶を口にしたとき、園の元患者の一人から「ここでお茶を飲んだ記者さんは初めてです」と言われ、胸が締めつけられた。元患者が何を言いたかったのか、改めて書くまでもないだろう。

90年代半ばごろになると、「らい予防法」の不当性は広く知られるようになり、ハンセン療養所の所長らもようやく法の廃止を求めるようになっていた。筆者を含めたマスメディアの一部もすでに取材を始めていた。95年４月、横浜市で開催の「第68回日本らい学会」にはかなりの数の記者が押しかけた。

紆余曲折を経て同年12月、厚生省（当時）は、同省の検討会の提言を受けて「らい予防法」を翌年の国会で廃止することを正式に決めた。驚いたのは、この直後の日本弁護士会の対応である。96年1月、厚生省記者クラブで会見し「らい予防法は憲法違反の疑いが極めて強い」との声明を出したのである。すでに廃止が決まった法律に対してである。

この醜態に怒りに近いものを感じ「これこそ『証文の出し遅れ』ではないか。日弁連こそ最も早く行動すべきではなかったのか」と質すと、日弁連は返答に窮し言葉を濁すだけだった。

冒頭の「検証会議」の最終報告書は、「歴代の新聞記者の多くはハンセン病問題に不勉強だった」と断罪しているが、遅くとも90年代前半には筆者を含め取材に取り組んでいた記者が少なからずいたことは強調しておきたい。（２００５年６月号）（注）２０１７年８月逝去。

偏見と差別を解消する拠点に——国立「重監房資料館」

長い間、不当な偏見と差別にさらされたハンセン病。その歴史を現在に伝える象徴的な遺構の一つが入場料無料の国立「重監房資料館」（群馬県吾妻郡草津町）だろう。

ＪＲ軽井沢駅から団体用マイクロバスで約１時間20分。灌木の茂った山道を進むと、やがて民家は途切れる。標高１キロメートルを超える高台に「資料館」はある。元ハンセン病患者が今でも生活する国立療養所の一つ、「栗生楽泉園」の敷地内である。

重監房は建前上、ハンセン病患者の「特別病室」と呼ばれていた。だが「病室」とは名ばかりで、実際には治療はほとんど行われなかった。全国各地の療養所では、劣悪な待遇の改善などを求める患者が少なくなく、逃亡や抵抗が繰り返された。このため各療養所には「監房」（監禁所）が設けられた。各療養所で特に反抗的と見なされた患者が集められて収監されたのが重監房で、患者の間では〝草津送り〟と恐れられた。

正式な裁判を経ずにこうした人権侵害がまかり通ったのは、当時、各療養所長には所内の秩序維持のために患者を処罰する「懲戒検束権」が与えられていたからだ。

重監房は１９３８（昭和13）年に建てられ、47（同22）年まで使われた。この間、延べ93人が収監され、収監中に23人が亡くなったといわれ、これが国会で問題になり廃止。53年に取り壊され後、放置され、基礎部分を残すだけになっていた。

それが再び注目を集めたのは、11年５月、ハンセン病国家賠償請求訴訟（熊本地裁）で敗訴した政府が控訴を断念したことで、過去の人権侵害の検証が始まり、その一つとして重監房の保存・復元を求める運動が起き、政府も「国の責任で行う」と約束。13年８月から跡地の基礎部分の発掘調査を行い、14年４月30日、資料館が開館した。

目を引くのは、発掘調査で出土した遺物の展示のほか、当時収監されていた元患者らの証言をもとに重監房の一部を実物大で復元していることだ。資料館の説明によると、重監房は医務室、宿直室、患者が収監された４畳ほどの８つの房（個室）から成る木造モルタル塗りだった。

房は先端を尖らせた丸太を打ち込み、その上に床板を張った粗末なつくりだったという。中は明かり取りの小さな窓や食事の差し入れ口からわずかに光が差し込むだけで薄暗かった。

収監者には帯のない袷（あわせ）の着物が１枚、薄い敷布団と掛布団が１枚ずつ支給されただけで、氷点下20度近い厳冬期でも暖房がない中で床板の上でゴザもなしで寝起きしていたとみられる。各房にはトイレがあるが、房の外側に張り出した汲み取り口は絞ったように小さくつくられていた。逃亡を防ぐためだったらしい。

食事運搬などの雑役に携わった「楽泉園」の入所者によると、収監者の食事は１日２回。朝食は実のないミソ汁におにぎり１個分の麦飯と梅干し１つ。２回目は昼食兼夕食で、朝食より多めの麦飯、タクワン3切れに白湯1杯。みそ汁と白湯は小さな木製の椀、麦飯は薄い木製の木箱に入れられていた。発掘調査で多数の梅の種や椀、木箱が出土し、収監者の食事内容を裏付けている。

食事運搬係を通して「楽泉園」入所者から内緒に差し入れがあったらしい。「楽泉園」の名前入り牛乳ビン、重監房では支給していない栄養剤のビンも出土している。

これらの出土品はすべて展示されている。

資料館への交通の便は悪い。最も近い街は温泉観光地の草津町だが、資料館まで山道で3キロも離れている。草津町と資料館を結ぶ公共交通機関はなく、個人で資料館へ行くにはマイカーかタクシーしかない。

それでも開館以来、5月25日までに1904人が来館した。このうち約3分の1が看護大学・学校を始めとする団体だが、3分の2は一般の個人だ。来館者へのアンケートでは多くが「胸が詰まる」「心が痛みます」などと衝撃の言葉を書き、ほとんどが「再度来館したい」と答えている。

資料館を一巡すると、わが国の医療がおかした大きな過ちが見えてくると同時に、人権尊重の大切さを痛感するからだろう。

1900（明治33）年に3万人いた患者は現在、14の国立・私立療養所で計1847人に減った。ほとんどは戦後、特効薬の普及に伴い完治しているが、長い間の強制隔離政策で生活基盤をつくる機会を奪われ、引き続き入所している人たちだ。二度とこのような悲劇を繰り返してはならない。（２０１４年7月号）

医学会・医師会だけが謝罪しない――解決が遅れたハンセン病問題

１９４８年から72年まで、ハンセン病患者の刑事裁判が一般法廷ではなく、隔離された「特別法廷」で開かれていたことについて最高検は２０１７年3月31日、違法な特別法廷に関わり続けた責任を認め、元患者が特別法廷で死刑判決を受けた「菊池事件」の弁護団との面会の席で初めて謝罪した。

「菊池事件」では、国立療養所の一つである「菊池恵楓園」（熊本県合志市）に設けられた特別法廷で、同県内で発生した殺人事件の犯人とされた元患者に53年に死刑判決が言い渡され、57年に確定した。元患者は無実を訴えて3度再審請求したが、62年に執行された。弁護団が「冤罪」として検察が自ら再審請求するよう求めており、この日の面会は検察側が再審請求しない考えを説明する場として設定された。

強制隔離を強いられた元患者らが国家賠償を求めた熊本地裁訴訟では２００１年5月の判決で、

化学療法が広く普及した60年以降の隔離の必要性は認めなかった。最高裁もこれを踏まえ、遅ればせながら16年4月、60年~72年の27件の特別法廷を違法と認定し、謝罪した。最高検もこれに沿って最高裁の認定した27件に当事者として関与し続けた責任をようやく認めたわけだ。

だが再審請求については拒否したため、元患者側の納得が得られず、弁護団は「検察は偏見・差別を受けた元患者の被害回復を図る義務を怠っている」として国賠請求訴訟を起こす方針を明らかにしている。

特別法廷を巡っては日弁連も、最高裁の違法認定後の16年7月、東京都内で開かれた特別法廷に関するシンポジウムの席上、中本和洋会長が「裁判所だけでなく弁護士も、問題だと気付かなかった」と反省・謝罪を表明している。ともあれ、これで司法分野では最高裁、日弁連、最高検の3者が不十分とはいえ特別法廷の違法性を見過ごしてきた非を認めたことになる。

熊本地裁判決に対し国は控訴を断念し、国会も謝罪決議を採択。多くのメディアも偏見・差別の解消に向けた適切な報道をしてこなかったことへの反省を迫られた。

これ以後、国はハンセン病にまつわる偏見・差別解消のために全国的な啓発活動を始め、厚生労働省の検討会議は過去のハンセン病行政を検証し、05年3月の最終報告の中で隔離政策は「未曾有の国家的人権侵害」と断罪。既にこのとき特別法廷について違憲の疑いを指摘していた。

立法府や行政府、メディアに比べ司法の動きは鈍かった。最高裁が検証に乗り出し調査委員会を立ち上げたのは14年5月。熊本地裁判決から13年後、検証会議最終報告書から9年後。最高検の謝罪は熊本地裁判決から実に16年後である。

だがまだハンセン病問題で謝罪していない組織がある。日本の医学会（界）だ。

ハンセン病の病原体が容易には感染しないことはすでに戦前に知られていた。京都大学の小笠原登医師は、患者の強制隔離・断種に反対し、外来で診察・治療していた。多くの医師がこれに反対、小笠原医師を学会から葬り去った。疫学的にみても既に戦前、社会の生活水準の向上に伴い、隔離とは関係なく患者は減少に向かっていた。さらに戦後、化学療法の有効性が海外から日本に紹介されていたにもかかわらず、日本の医学会は、世界の大勢に反して隔離の維持・強化を目指す政府の政策に逆らうことはなかった。それが日本のハンセン病問題の解決を大きく遅らせた一因でもある。

日本らい学会（日本ハンセン病学会の前身）は95年4月、「らい予防法」についての見解を公表。学会がハンセン病対策の誤りを是正できなかったことに対し「学会には厳しい反省が求められる」としたうえ「この誤りは：日本医学会全体も再認識しなくてはならない」と言い切っている。

約130の医科系学会が加盟する日本医学会のさらに上に位置する日本医師会。現会長の横倉義武氏は17年10月に世界医師会長に就任する。その世界医師会はこれまで医療倫理について幾つかの宣言を出してきた。一方、横倉会長は同年3月の記者会見で、医療倫理教育の重要性を強調している（日医ニュースより）。

ハンセン病問題はまさに医療倫理が密接に関係するテーマである。なぜ日本でこの問題の解決が遅れたのか。日本医学会に責任はなかったのか。横倉日医会長は自国の過去の医療倫理問題に対し、真摯に向き合うべきである。（2017年5月号）

〈医療の透明化〉

茶番劇の「カルテ開示検討会」――旧検討会の報告書から大幅に後退

本誌2003年6月号で、厚生労働省の生殖補助医療部会が2003年4月にまとめた報告書について「官庁の審議会・検討会の報告書にしては、珍しく出来がいい」と評価した。その反対に「出来が悪い」のが、同じ厚労省の「診療に関する情報提供等の在り方に関する検討会」（以下、新検討会）が同年5月にまとめた報告書である。

この報告書がなぜ駄目なのか。ひとことで言うと、5年前に旧厚生省の「カルテ等の診療情報の活用に関する検討会」（以下、旧検討会）の報告書が提言したカルテ開示の法制化について、新検討会のそれは、日本医師会の反対に押され、完全に後退した内容になってしまったからだ。

「診療情報」は、診療の過程で医師、看護師らが知り得た患者に関する情報で、「診療記録」は診療録（カルテ）、看護記録、エックス線写真などの記録をいうが、最も議論を呼んだカルテ開示の法制化に絞って話を進める。

この問題を取材すると気が付くのは、法制化に賛成する医師は概して患者サイドに立つ傾向にあるということだ。この事実一つとっても法制化の持つ意味が明らかだろう。

最近では開示に応じる医療機関が増えてきたが、要求しても拒否されることがある。開示が義務付けられていないからだ。患者と医師とでは医学情報の量において著しい不均等があり、とても対等とはいえない。そうした中で患者から開示を求めることは依然として容易ではない。

開示が義務付けられても診療を受けるたびに開示を求める患者はまれだろう。必要なことは、見たいと思ったときいつでも見ることができる制度的な保障である。だからこそ、旧検討会は報告書の中で、医療法等を改正し、カルテ開示の義務化を盛り込むことを提唱したのである。

だが、新検討会はこれを完全に反古にして法制化を見送り、「指針」の提示でお茶を濁した。その最大の理由とされたのは、報告書がまとまる直前に成立した「個人情報保護法」である。というよりも、成立を待っていたと言うほうが正確だろう。

この法律により患者本人が求めれば医療機関はカルテを開示することが義務付けられた。新規開設の医療機関以外ほとんどが対象になる。開示の法制化に反対してきた日医にすれば、これ以上の法的措置は不必要ということだろう。

だが、同法の対象は、生存している個人に関する情報であり、遺族への開示は対象外である。これについて報告書は医療機関の自主性に任せ、「指針」での対応にとどめてしまった。

注意すべきは、個人情報保護法は、単にそこに記載されている情報を保護するということに重点が置かれているのに対して、カルテの開示の法制化の意義にそれだけにとどまらないということである。

カルテ開示が患者と医師の日常の関係にいかに良い効果をもたらすかについては、すでに多数の実践例が報告されている。患者が自分の診療内容を知ることができれば安心感を持つことができるからだ。また、カルテという「紙」自体は医療機関のものとしても、記載された情報は本来患者自身のものである。

だからこそ、報告書も冒頭に、カルテ開示の必要性について、患者と医療従事者との信頼関係の構築、情報の共有化による医療の質の向上、医療の透明性の確保、患者の自己決定権や患者の知る権利の保障などを挙げたのだろう。それらは、単に「個人情報の保護」という以上の積極的な意味を持っているのだ。

同法の成立に際して衆、参両院は、情報通信などと並び医療についても、高いレベルでの個人情報保護が求められているとして「個別法を早急に検討」するよう付帯決議に盛り込んだ。

新検討会が報告書にお題目を並べる以上、実効性を持たせるために、付帯決議に応えて遺族を含むカルテ開示の法制化を中心にした個別法をつくる検討こそ提言すべきだった。

新旧検討会を比較すると、他にもさまざまなことに気が付く。

旧検討会は座長の森島昭夫・上智大法学部教授（当時）を含め委員13人、新検討会は座長の大道久・日大医学部教授を含む９人。

最大の違いは、検討会の規模、委員の顔ぶれからもわかるように、新検討会では旧検討会のような活発な議論が見られなかったことだ。肝心なことについてほとんど発言できない委員もおり、人選に問題があることは明らかだった。

他にも疑問がある。報告書の「はじめに」には、99年7月の医療審議会の「医療提供体制の改革について（中間報告）」の中でカルテ開示の法制化の取り扱いについて「さらに検討するべきである」との意見がまとられた、と記している。

その通りだが、重要なことが抜けている。中間報告のほぼ1年前の98年6月に旧検討会が法制化の提言を行っているという事実である。中間報告は旧検討会の報告書が上部機関の医療審議会で日医に葬られ、議論が後退した産物なのである。

新検討会は、医療審議会の中間報告で3年を目途に再開が予定されていたために2003年7月から開かれが、検討会を再開する以上、比較すべきは医療審議会の中間報告ではなく、旧検討会の報告書であり、それが議論の出発点であったはずだ。

ところが新検討会の報告書は旧検討会の報告書の内容に全く触れていない。内容が完全に後退したことが明々白々になってしまうため、触れられなかった、触れたくなかったということだろう。非常に姑息な意図を感じさせる報告書である。

新検討会と同じ時期に国会で審議されていた個人情報保護法については、それに盛り込まれる医療に関する内容が早くから見当が付いていた。

検討会を主催する厚労省は、日医の顔色をうかがって、個人情報保護法以上には踏み込まないことを最初から考えていたのではないか。言い換えれば、旧検討会の報告書を発展させた内容を打ち出す気など全くなかったのではないか。厚労省の委員の人選が何よりもそれを物語る。新検討会は筋書きが見え透いた茶番劇だった。旧検討会と比べものにならないほど観客（傍聴者）が少なかったのがそれを示している。（日本看護協会出版会コミュニティケア２００３年８月号）

明細書付き領収書——発行する医療機関ほど信頼される

ある大学病院で過日、検査を受けた。

領収書に記載された３割の窓口負担は２万２千円余りだから医療費全体で７万４千円近い。これほど大がかりな検査は初めてだ。窓口負担のうち「画像診断料」が約１万７千円。当日の検査内容からすれば、ＭＲＩ検査が最も高額と思われる。一体いくらかかっているのだろう。

医療費を大切に使うためにも、この金額を知りたいと思ったが、領収書からはわからない。「基本料」「検査料」「画像診断料」という大ざっぱな区分はあっても、個々の医療行為についての診療報酬の明細が記載されていないからだ。

これを知ることが日本医師会（日医）によれば「患者が混乱を引き起こす可能性が高い」そうだ。（とんでもない！）

一般に消費者がモノやサービスを買うとき、ごく普通に領収書をもらう。乗用車の修理など素人には判断がつきにくい場合には、どの部品の修理にいくらかかったかがわかるように、請求しなくても明細書をくれる。この世間の常識が全く通じないのが日医である。

政府・与党医療改革協議会は２００５年12月1日、「医療制度改革大綱」をまとめ、その中で「安心・信頼の医療の確保」の一環として、保険医療機関に対する「医療費の内容がわかる領収書の発行」の義務付けを打ち出した。当然、これは明細書付きを前提にしていた。

「大綱」には、新設する高齢者医療制度構想にあいまいな点が多いなど問題点があるが、この義務付けは評価できる。

明細書を通じ患者が自分の受けた医療の内容を知ることは、医療費への理解を深める第一歩であり、同時に医療費の透明性を高めることにつながるからだ。

だが、日医は「わかりやすい診療報酬体系にすることが先決。現時点での義務化は混乱を引き起こす可能性が高い」と反対し続けた。厚労省も、06年に入ってからは、冒頭に紹介したように、項目別合計を示したものを「医療費の内容がわかる領収書」と言い張るようになり、それを中央社会保険医療協議会（中医協）に諮問し、「大綱」の趣旨をねじ曲げてしまった。国民への裏切りである。

「わかりやすい診療報酬体系」には賛成だが、何年待てばわかりやすくできるのか。わかりにくいとみなせば、それを理由にいつまでも反対できる。

革新系とみなされている医療系団体が筆者に送ってきたファクスには「医療を商品化し、消費財として患者・国民に誤解させ（る）」などと反対理由を書いているが、論点のすり替えである。「国民・患者」は自分の受けた医療の単価を知りたいだけである。この団体は即刻、革新系のスローガンを降ろすべきだろう。

医療系団体の中でも日本看護協会は、明細書発行の義務付けについて「国民が納得できる診療報酬体系の構築に欠かせない」と全面的に賛成している。

明細書付き領収書の発行は、愛知県の民間病院が既に実施しており、公立病院としては大阪府の枚方市民病院が４月から始める。どの医療機関でもヤル気さえあればすぐにでもできることなのだ。

日医などが強硬に明細書発行に反対するのは、医療内容を患者に見せたくない、もっとはっきり言えば、財布の中を見せたくないためだ、とほとんどの国民は受け止めているといっていいだろう。

問題なのは日医だけではない。２００６年度診療報酬改定の答申を決めた2月15日の総会で、公正であるべき3号（公益）委員は、日医の言い分通りの「考え方」を示し、明細書発行は医療機関の「努力義務」に矮小化してしまった。1号（支払い）側が「希望する患者に対し明細書を発行することを院内掲示するように求めるべきだ」と迫っても職権で議論を打ち切ってしまった。大多数の国民の期待を裏切るようではとても「公益」を代表しているとはいえない。

中医協は2年前に発覚した汚職事件を契機に出直しを図り、先に国会に提出された医療制度改革関連法案には公益委員の増員も盛り込まれている。だが、問われているのは委員の「数」ではなく「質」であること強調しておきたい。（２００６年4月号）

中立・公平な原因究明の第一歩に——医療事故調査制度

医療行為関連の死亡事故について、中立の立場で原因究明と再発防止を図る医療事故調査制度の概要を厚生労働省の検討部会が２０１３年5月、まとめた。厚労省は次の臨時国会で医療法を改正し、15年度の導入を目指す。だが、調査の実効性などをめぐり、多くの課題が残されている。

厚労省の「医療事故に係わる調査の仕組み等のあり方に関する検討部会」は12年2月から13回議論を行ってきた。事故調制度の大枠を示した報告書によれば、調査対象は診療に関連した「予期しなかった」死亡事故に限定する。死亡事故以外は「段階的に拡大」する方向で検討する。

死亡事故が発生すると、医療機関は「遺族に十分な説明」を行い、「第三者機関」に届けるとともに、必要に応じて第三者機関に「助言」を求めつつ院内に設置した「事故調査委員会」（院内事故調）で調査し、調査結果の遺族への「開示」、第三者機関への報告を義務付ける。第三者機関は警察には通報しない。遺族や医療機関が院内調査の結果に納得できない場合、第三者機関に調査を申請できる。

報告書は、1年以上、議論してきた割には簡単な内容で、事故調制度の仕組みを示した図を含めわずか5ページ。制度の大枠では一致しても、具体的な細部については委員の意見の隔たりが大きく、踏み込めなかったということだろう。

第三者機関は報告書が指摘するように「独立性、中立性、透明性、公正性、専門性」が欠かせないが、曖昧さが残る。

第三者機関の構想は08年6月、厚労省が「医療安全調査委員会設置法案（仮称）大綱案」の中で既に示していた。

この大綱案では、公的な権限を持つ第三者機関が調査を担い、事故とはいえない「悪質事例」については警察に通報できる仕組みを盛り込んでいた。これが刑事訴追を恐れる医療側の反発を招き実現しなかった。

当時の民主党政権は医療側に大幅に譲歩し、第三者機関の権限を弱め、院内事故調を主要な調査機関に据えた。今回の報告書はこの流れの中にある。

医療事故の遺族らが懸念するのは、新たな第三者機関が「大綱案」の描いていた公的な機関から後退した「全国に一つの民間組織」であることだ。第三者機関は、航空機や鉄道事故の際の調査委員会にあやかって「医療版事故調」とも称されるが、航空機などの場合と違って強制的な調査権限を持たないなど似て非なるものだ。

全国的に均一で質の高い調査分析を行うことが求められているのに、民間組織に任せていいのか。その不安を遺族らは抱く。

報告書は第三者機関の業務は「医療関係職種の過失を認定するために行われるものではない」と断っているが、医療側からは調査報告書が原因究明・再発防止以外に使われる可能性を懸念し、医療訴訟に用いられないように制限を求める声が出ている。

だが「訴訟を起こす権利」と「何を証拠とするか」は別のことだ。調査報告書の使用制限まで求めるのには無理がある。

患者のためにしたことだから「どのような場合でも免責されるべきだ」という主張は、驕りと傲慢以外の何物でもない。

医療による死亡事故が発生した場合、直接の当事者である医療機関が院内において事実関係の調査を行い、原因究明・再発防止に取り組むのは当然である。その意味で院内事故調にはそれなりの役割がある。

問題は院内事故調がどこまで信用できるかだ。一部医療機関は「院内調査だけで十分」「第三者機関は不要」などと主張するが、院内調査をする能力は医療機関によってばらつきがあることは、医療側自身分かっているはずだ。院内事故調は原則として外部の専門家から支援を受けることが義務付けられるが、地方の医療機関でその医療機関と全く無関係で独立した人材を確保できるのかという問題も残されている。

医療事故をめぐる〝攻防〟ではレアケースを念頭に往々に正反対の極論が出やすいが、それをもとに議論しても先に進まない。不十分とはいえ、第三者機関の設置で医療事故情報を全医療機関から一元的に集めて調査・分析することができれば、原因究明・再発防止を全国レベルで図る第一歩にはなる。まずは制度をスタートさせ、運営状況をみて改善すればいい。産科医療補償制度はその参考になるだろう。（２０１３年８月号）

〈子宮頸がんワクチン〉

公的支援で広く普及を――諸外国並みの体制構築急げ

若い女性の間で増えている子宮頸がんの予防ワクチンの接種が09年12月から産婦人科の診療所などで受けられるようになった。がんを予防するワクチンとしては初めてという画期的なもので、女性にとって朗報に違いない。だが、接種費用が高いなど難点もある。

子宮頸がんは子宮の入り口にでき、20~30代の女性に発生するがんの中で最も多い。わが国では毎年新たに1万5000人が子宮頸がんになり、3500人が亡くなっている。ほとんどが性的接触によるヒトパピローマウイルス（HPV）の感染が原因であることが分かっている。全女性の7、8割が一度はHPVに感染し、そのうち一部（1%未満）が持続感染の状態になり、子宮頸がんの前がん病変が発生すると考えられている。

HIvには現在までに100種類以上のタイプが知られ、うち15種類が子宮頸がんの発生に関与している。この中の16型と18型による感染が最も多く、子宮頸がん全体の6、7割を占める。

販売が始まったワクチンは、グラクソ・スミスクライン（GSK）社の「サーバリックス」で、16、18型のHPVによる前がん病変の発生予防を目的としており、09年10月、厚生労働省によって承認された。感染前に接種すれば、がんの発生をほぼ完全に防ぐことが海外の臨床試験で確かめられ、既に１００カ国以上で承認されている。

ＨＰＶに感染してもほとんどの場合、自然に排除されるが、感染しても抗体価が十分に上がらないため同じ型のＨＰＶに何度も感染する可能性がある。

ワクチンは、既に感染した場合には効果はないが、接種しておけば自然排除後の再感染には予防効果が期待できる。

子宮頸がんは発見が遅れれば命にかかわるほか、助かっても子宮の全摘などで子供が産めなくなる恐れがある。タレントの向井亜紀さんが米国人に代理出産を依頼し子供をもうけたのもこのためだ。

広範に普及させることが必要だが、問題は接種費用が高いことだ。

ＧＳＫ社によると、必要な抗体価を得るには初回、１カ月後、初回から6カ月後の3回接種が必要で、ＧＳＫから卸を通じて医療機関へ提供する際の「希望納入価格」は1回分で1万2千円だが、医療機関ではこの価格に診察費や接種費などを上乗せするため、最終的には3回分で4〜5万円になる見込みだという。

有効なワクチンといえども、これだけの金額を負担するのは容易ではない。

日本産科婦人科学会などの調べによると、英、独、仏など約30カ国では接種費用を公費負担・

補助している。ほとんどの国が10歳前後からの接種を推奨し、英国、オーストラリア、スウェーデンでは学校で接種している。米国では民間の保険会社が負担しているという。

ほとんどの先進国が公費負担・補助しているのは、接種率を上げれば長期的にみて医療費が少なくて済むからだ。

わが国でも日本産科婦人科学会などがＨＰＶにほとんど未感染の11～14歳への接種を推奨し公的補助で接種率を高めるよう提言している。わが国のワクチンの承認は、審査の遅れから先進国で最後だ。少子化時代の中で出産適齢期の女性のからだを守るために、承認が遅れた分だけ公的支援を手厚くすべきだろう。

今のワクチンでは子宮頸がんに関係する全タイプのＨＰＶの感染を防止できない以上、検診の重要性は今後も変わらないが、わが国の検診率は25％と他の先進国の３分の１から２分の１と低い。

民主党は09年8月の衆院選に向けた政策集「ＩＮＤＥＸ２００９」の中でＨＰＶワクチンの日本での開発の推進とともに「任意接種に対する助成制度」の創設を掲げた。10年度の政府予算案では乳がんとともに子宮頸がんについて一定年齢に達した女性に検診の無料クーポン券と検診手帳の交付の予算を計上したが「助成制度」には先送りだ。

高い検診率とワクチン接種。この二重体制をとれば子宮頸がんをほぼ１００％予防できるとい

うのが今や世界の専門家の共通認識である。政府は速やかに諸外国並みの支援体制を築いてもらいたい。（２０１０年2月号）

逆風をはねのけ国際的科学賞を受賞――村中璃子氏にインタビュー

子宮頸がんワクチン（ＨＰＶワクチン）の安全性を一般雑誌を通じて発信してきた医師・ジャーナリストの村中璃（り）子氏が英国の自然科学系雑誌「ネイチャー」などが主宰する国際的な賞「ジョン・マドックス賞」を２０１７年11月受賞した。

「ネイチャー」は１８６９年創刊の世界で最も権威ある科学雑誌の一つ。「ジョン・マドックス賞」は今回が6回目で受賞者は毎年1～2人。今回、25国から推薦された１００人近い候補者の中から村中医師が選ばれた。日本人の受賞は初めて。

わが国ではＨＰＶワクチンは13年4月、予防接種法に基づき定期接種化されたが、接種後に体のしびれなど健康被害の訴えが相次ぎ、2カ月後の6月以降、厚生労働省は接種を促す葉書の送付など「積極的接種勧奨」を差し控えた。

健康被害を訴える患者団体は「薬害」として16年7、12月、国とＨＰＶワクチンを製造・販売したグラクソ・スミスクライン社、ＭＳＤ社を被告として損害賠償を求めて全国4地方裁判所に提訴した。原告はこれまでに合わせて125人。

このワクチンを巡っては従来、健康被害に苦しむ被害者の訴えがメディアで大きく取り上げられてきた半面、ワクチンの有用性など科学的側面の報道は軽視されてきた。わが国のこうしたアンバランスな状況に、今回の受賞は一石を投じたといえる。

受賞は欧米では広く報道されたが、わが国では新聞2紙のみ。帰国後の12月、厚労省で開かれた記者会見の模様も報道は3紙にとどまった。村中氏にインタビューした。

――今回の受賞理由について

〝どんな論文が評価されたのか〟と質問を受けますが、この賞は特定の論文や科学的発見に対してではなく、敵意や困難に遭いながらも公共の利益に資する科学を社会に広めた人物に与えられるものです。今回私に対する〝講評〟はHPVワクチンに関する一般的な議論に、科学と根拠を持ち込んだ功績を評価するというものでした。

具体的にはワクチンの安全性を社会に伝えようとする言論活動に対し（池田修一元信州大教授からの名誉棄損損害賠償請求）訴訟で沈黙させ、誹謗中傷で私の評価を落とそうとする力が執拗に働きましたが、発言を続けたことが評価されたと思います。

――どんな風に誹謗中傷、妨害されたか。

製薬企業からお金をもらっているとか、ワクチン接種を推奨している世界保健機関（WHO）

のスパイだなどと色々書かれたが、全く根も葉もない。裏を取ろうにも何も出てこないから平気です。私と家族には山のような脅迫のメッセージが届き、執筆していた連載が出版社への抗議で打ち切られました。非常勤講師をしている京都大学へは〝見識を疑う〟とか〝講義内容が適切かどうかチェックするのでスライドを公開しろ〟などの抗議や手紙が幾つも来たと聞いています。

――なぜ逆風の中で書き続けるか。

私はワクチン接種を勧めるキャンペーンのために執筆しているのではありません。女の子の命を危険にさらす（ＨＰＶワクチン反対派の）主張を見逃せないことと、真実を伝える必要があるという思いからです。多数の女の子がワクチンは危ないと思い込んで接種を控えていると将来、子宮を失う恐れがあります。

日本で認可されている２価ワクチンでは子宮頸がんは65％ぐらいしか防げませんが、海外で主流の９価ワクチンでは90％以上予防できます。検診と組み合わせると命を失うことはほとんどゼロにできますが、この流れに日本だけが乗れないのです。

ワクチンを打った女の子も犠牲者、被害者だと思います。ワクチンのせいで健康被害が出たという意味ではなく、ワクチンのせいではないかもしれないのにワクチンを恨んで青春時代を過ごすことになり、いいことだとは思えません。ワクチンのせいだと思い込むことで症状を固定させ、治るのを遅らせているのではないかという懸念があるのです。

――厚労省に言いたいことは。

被害の声が上がってときに一時的に接種を止めるのはいい。その後、副反応の研究班の結果が出た。さらに名古屋市の疫学調査の結果が出ると、今度は全国調査をやった後、しばらく様子を見ますと。一体、どういう状況になれば接種を再開するのかエンドポイントを示してほしい。集団提訴が終わるまでに日本では10年かかるといわれます。それまで待てというのでしょうか。(2018年2月号)

第2章【介護・高齢者・福祉】

〈介護保険制度〉

医療と介護の狭間で――ヘルパーによるALS患者の痰の吸引

医療と介護の境界をあまり杓子定規に解釈すると現状に合わなくなる。筋委縮性側索硬化症（ALS）患者の痰の吸引除去をホームヘルパーが行うことの是非をめぐる論議も、その狭間で起きた。これについて、厚生労働省の「新たな看護のあり方に関する検討会」の下に設けられた「看護師等によるALS患者の在宅療養支援に関する分科会」（座長・前田雅英東京都立大法学部教授）は2003年5月13日、一定の条件下でヘルパーによる吸引を認める「報告書」をまとめた。現状を踏まえた妥当な判断といっていいだろう。だが、幾つかの問題点も残した。

ALSは厚労省の定める特定疾患の1つで、進行性の神経難病。病状が進み、嚥下障害や呼吸障害が重くなると、人工呼吸器の使用なしには呼吸できず、窒息しないように、ほぼ30分ごとに気管内チューブなどにたまった痰や分泌物を吸引除去する必要がある。ＡＬＳ患者6千人の2千人が在宅でこのような状況に置かれている。

この吸引は多くの場合、これまで家族が行ってきたが、24時間体制で介護に当たるため、買い物に行けないほか、睡眠・休養を十分に取れないなど負担が大きい。家族にできる吸引をヘルパーに行ってもらうことを認めてほしいと、患者・家族で構成する「日本ＡＬＳ協会」（東京都新宿区）が2002年11月12日、坂口力厚労相に要望したのは、こうした切羽詰まった状況からだった。

これをきっかけにＡＬＳ患者の痰の吸引問題が大きくクローズアップされ、厚労省が冒頭の「分科会」を設け、2003年2月から審議していた。

ヘルパーによる吸引が論議を呼んだのは、それを反復継続して行うことが「医行為」に当たり、医師法違反の恐れがあるからだ。

現に2001年9月、政府（厚労省）は、ある参議院議員の質問主意書に対する答弁書で「吸引除去…は、患者の身体に及ぼす危険性を勘案すれば、原則として医行為に該当し、医師又は看護婦等が診療又は診療の補助として行うべきものと考えている」と答えている。

だが、いま現に困っているＡＬＳ患者・家族が多数いる中で、吸引を医師、看護師以外が行ってはならない、というだけではあまりにも実情を無視している。それでは法と現実のずれがますます大きくなってしまう。訪問看護体制など在宅療養体制が不備の現状では、医療と介護の隙間を埋める「次善の策」も必要になってくる。ＡＬＳ患者の安全を確保しながら、かつ、家族の負担をどう軽減するか。当面の折り合いをつけたのが報告書といえる。

報告書は、先の答弁書と同様に、吸引について「医師または看護職員が行うことが原則」としたが、大部分の在宅ＡＬＳ患者の吸引を家族が行っている事情を考慮し、「一定の条件下」で「家族以外の者」（ヘルパー）が行うことは「当面の措置としてやむを得ない」と、初めて公式にヘルパーによる吸引を認めた。

その条件とは、在宅に移る前の入院先の医師と家族、かかりつけ医、看護職員らの連携の確保、定期的な診療や訪問看護、ヘルパーへの吸引方法についての指導などである。また、ヘルパーによる吸引については、ＡＬＳ患者から文書による同意を求め、入院先の医師、かかりつけ医、看護職員の指導の下で行うこととし、吸引の範囲は「口鼻腔内及び気管カニューレ内部までの気管内」と限定している。

家族を除けば医師や看護師以外には認めなかった厚労省の従来の方針と比べると大転換である。ＡＬＳ患者・家族にとっても一歩前進に違いない。

だが、ヘルパーによる吸引を「業務」とは認めず、診療・介護報酬の対象にもしていない。無償のボランティア行為ということになる。にもかかわらず、事故が起きた際には責任の一端を負うことは避けられない。これだけ割の合わない吸引をどれだけのヘルパーが引き受けるのか。また、ヘルパーの派遣事業所が「業務」ではない吸引を勤務時間中にヘルパーが行うことをどれだけ大目に認めるだろうか。実効性に疑問が残された。

分科会が設けられた経緯からしてやむを得ないが、報告書が検討の対象としたのは在宅のALS患者の吸引についてである。吸引は、筋ジストロフィーなど他の難病、交通事故で重度の後遺症を負った患者でも欠かせないが、検討対象からはずされた。このため吸引を必要とする他の患者・家族らは報告書に対して、割り切れない思いを抱いている。

これについて坂口厚労相は、2003年6月3日の閣議後の記者会見で「段階的に拡大していく」との考えを明らかにしている。

これ自体は望ましいが、医療と介護の境界がなし崩し的に曖昧にされないように、ALSを含めた関連疾患共通の規準を設けるなど一定の歯止めが必要だろう。

分科会は計8回開かれ、毎回多数の患者・家族が傍聴していた。気になったのは、回を重ねるにつれて、こうした患者・家族が日本看護協会に対して「自分たちの権益を守ることに汲々としている」との批判を強めことである。

日看協代表の委員は審議を通じ、吸引は医行為であり、本来、医師や看護師など専門職が行うべきだとしたうえ、その前提として在宅療養環境、訪問看護サービスの充実を強く主張していた。

これは正論だろう。報告書の冒頭に盛り込まれたことはそれを示している。

だが、日看協の真意ではないにしても、そうした主張を強くすればするほど「日看協はヘルパーによる吸引に対して消極的」とＡＬＳをはじめとする患者・家族が受け止めたことは事実である。

本来、患者・家族と最も身近で協力関係を築けるはずの看護師集団が、当の患者・家族といがみ合うようになっては不幸である。

審議を通じ、日看協は「あるべき姿」と、それを踏まえたうえでの「当面の措置」と区別し、上手に説明する必要があった。

今回の例外措置について３年後の見直しが報告書に盛り込まれたが、「段階的に拡大」の問題もある以上、３年を待たずに議論を再開すべきである。（日本看護協会出版会コミュニティケア２００３年７月号）

「尾道方式」から学ぼう――医療と福祉の壁を取り払った高齢者ケアシステム

病院を退院して在宅で療養生活を送ろうと思っても、適切な医療・介護サービスが受けられないと不安だ。

医療制度改革の一環として政府・与党は、医療と介護との連携を掲げているが、一朝一夕には実現できない。

それを成功させた数少ない例の一つが、広島県尾道市で2000年から取り組んでいる「尾道方式」である。それを確かめるため、尾道市を訪ねた。

05年3月と06年1月の2度の合併を経た新尾道市は人口約15万人で、高齢化率は27%と高く、10年後の日本全体の状況と同じだ。

「尾道方式」と呼ばれる地域ケアシステムは、現在、同市医師会長を務める片山壽さんが音頭をとって構築してきた。

高齢者を対象に、医療と介護との壁を取り払い、退院時から在宅までを継続的にケアする包括的なシステムである。

その特徴は、介護保険を利用する高齢者の主治医を中心に主治医以外の専門医、歯科医、訪問看護師、薬剤師、介護支援計画をつくる介護支援専門員（ケアマネジャー）、訪問介護員（ホームヘルパー）、栄養士、民生委員ら、高齢者に接触する医療、介護関係者のほとんどが参加する「多職種協働」にある。

当の高齢者自身や家族も加わる。

彼らは通常、主治医の医療機関で実務者会議（ケアカンファレンス）を開くが、見学に訪れたときは片山医師の都合により尾道市医師会館で開かれた。

この日、脳卒中のため公立病院で治療を受けたあと退院、訪問リハビリを受けている70代の要介護度３の男性が、左側に残る麻痺のため時々むせるほか、血尿が出たということで急きょ開かれた。

片山医師が最初に検査データを読み上げるなどして症状を報告。それを受けて、歯科医は誤嚥（ごえん）を起こさないように入れ歯を調整したことなどを説明。栄養士が調理はできるだけ細かく刻むよう妻にアドバイスする。それほど心配する状況にないことが全員で確認され、最後にケアマネジャーが「今はリハビリに精を出して下さい」と締めくくった。

この間わずか15分。あらかじめケアマネジャーが当日の資料を参加者に配布しておくので効率的に行える。当の高齢者や家族にとっても、目の前でそれぞれの専門家が最良のサービス内容を真剣に議論してくれるので安心感が得られる。

「みんな忙しいので１ケース当たり15分が限界。逆にいえば、15分だから集まってもらえ、このシステムを維持できる」と片山医師は秘訣を語る。

この日にはいなかったが、床ずれがあれば皮膚科医が参加することもある。

このようなケアカンファレンスが尾道市内ではごく日常的に行われる。

ケアカンファレンスは退院後や高齢者の状態に変化があったとき開くほか、１カ月から１カ月半をおきにモニタリングのケアカンファレンスを開き、今のケアプランでいいのかどうかの確認や、必要に応じてサービス内容の変更も行う。常に適切な医療・介護が提供されているかどうかをチェックしているのだ。

介護保険で主治医の多くは「主治医意見書」を書くぐらいで、現場での対応は他職種の担当者に任せ切りだ。

それゆえに「尾道方式」が全国から注目されている。といって尾道市の医療・介護資源が他の地域に比べて特別に恵まれているわけではない。あえていえば、地域の急性期中核病院と在宅医療・ケアとをうまく連携させた、片山医師のたぐいまれな指導力によるところが大きい。

現在では医師会所属のほとんどの開業医がケアカンファレンスを開き、ケアと医療に継続的にかかわっている。

病診、診々連携の必要性が指摘されているが「尾道方式」は、さらに在宅を中心に長期にわたる継続的なフォロー体制をシステム化した。介護保険法の改正で、従来の「在宅介護支援センター」に代わり06年度からスタートした「地域包括支援センター」を、ある意味で先取りしたものといえよう。医療と介護を切れ目なく提供できるよう他の地域でも「尾道方式」に劣らぬ地域ケアシステムをつくってもらいたい。（２００６年８月号）

高齢者の受け皿が心配だ――療養病床の再編

厚生労働省の辻哲夫事務次官は2006年9月の記者会見で、慢性期の高齢患者らが長期間入院する介護型療養施設の廃止など療養病床の再編について、「前年秋の総選挙の関係で試案を示すのが遅れた。申し訳ない」と謝罪する一方、「平均在院日数短縮という課題の中でぎりぎりの選択だった」と理解を求めた。

そのうえで「患者の追い出しがあってはならない」と強調した（以上、「メディファクス」5007号から）。

だが、高齢者はこれで安心できるだろうか。京都市で同月に開かれた日本療養病床協会の全国研究会で、参加した医師、看護師ら医療従事者の多くが、療養病床の再編に懸念を表明した。「高齢者の行き場がなくなる」「十分な医療が受けられなくなる」などが理由だ。

6月に成立した医療制度改革関連法の中に、治療が必要ないのに家庭の事情などから入院する高齢者の「社会的入院」の解消策として、療養病床の削減が盛り込まれた。これを受けて厚労省は2011年度末までに、現在、医療保険適用の25万床と介護保険適用の13万床、計38万床の療養病床を、医療型だけの15万床に削減・一本化し、23万床は老人保健施設（老健）などの介護施設に移行させる計画を進めている。

療養病床は、配置が義務付けられている医師や看護師の数が老健などよりも多く、その分費用がかさむ。

「社会的入院」が療養病床に集中している以上、その是正として療養病床の入院を医療の必要度が高い患者に絞るのはやむを得ないだろう。

医療型では薬剤、検査など基本的な処置料が定額制であることを悪用し、軽症患者を増やしたうえ手抜き医療で差額をもうけているところが少なくない。

療養病床の中でも、医療型に要介護度が低い高齢者、介護型に高い高齢者が入所しているのはこのためだろう。

これらの是正が療養病床再編の隠れた狙いといってもいい。

先の全国研究会で四国のある医療法人理事長は「医師の回診がほとんどないなど必要な医療が行われていなかったり、適温・適時の給食を出さないなど医療以外のサービスも不十分な質の悪い療養病床が少なくない。ただ漫然と患者を預かっているだけ。これでは厚労省が再編しようとするのはやむを得ない。我々はこの点を真摯に反省する必要がある」と率直に述べていたのは印象的だった。

問題は全国一律に再編すると、地域医療に支障をきたしかねないことだ。

厚労省の基準よりも手厚く医療スタッフを配置し、リハビリや終末期の看取り医療に積極的に取り組み、地域から信頼されている療養病床があることを無視してはならない。全国研究会でもこうした事例が数多く紹介された。

厚労省は、こうした良質な療養病床が存続できるように公正な評価基準を設けなければならない。

療養病床側にも注文したい。外部から見ると、療養病床と他の介護施設とどう違うか分かりづらい。リハビリは医療の一環であり、療養病床は医療施設であることを示す必要がある。例えば高齢者に適切なリハビリを行えば寝たきり防止に役立ち、いかに医療費の抑制に貢献できるかなど客観的なデータを公表し、存続意義を明らかにしてもらいたい。

療養病床を老健などに転換すると、受けられる医療サービスの質が低下する。これをどう補うかが今後問題になる。

現在の施設基準では医師の人員基準は療養病床が常勤１人を含む３人なのに対して老健は常勤１人である。これで十分に対応できるとは思えない。厚労省は２００６年度からスタートさせた在宅療養支援診療所や、訪問看護ステーションなどの活用を考えているが、現状では無理があるのではないか。常勤の医療スタッフを増やすことも検討すべきだろう。

療養病床再編の成否は、こうした〝外付けの医療サービス〟をどう充実させるかにかかっている。厚労省は早急に具体像を示すべきである。そうでないと高齢者は安心できない。（２００６年

12月号）

介護の質を高める第一歩だ――介護従事者の待遇改善

２００９年度からの介護報酬を３％引き上げるなどの改定案を08年12月、厚生労働省の社会保障審議会が舛添要一厚生労働相に答申した。00年４月に介護保険制度が発足して以来、３度目の改定で初めて引き上げられる。

ｎ政府は報酬の３％引き上げの方針については08年10月末、追加経済対策の一環として早々と打ち出した。介護従事者の処遇が、厳しい労働の割には他の勤労者よりも悪く、人材難で介護保険制度自体が危機に瀕していたからだ。

07年に発覚した大手介護サービス事業者「コムスン」の不正は、直接的には、介護保険法で事業所、事業内容ごとに定められている介護従事者の数を満たすための水増しなどだが、背景には不当な利潤追求のほかに、介護従事者不足があることは当初から指摘されていた。

介護福祉士の資格を取得しながら実際に介護・福祉の現場で働くのは６割弱の27万人にすぎない。専門学校では定員割れが相次ぎ、大学の社会福祉系学部でも入学者は定員ぎりぎりだ。かつての人気が失われたのは「仕事内容の割には給料が安い」「仕事への社会的評価が低い」など労働条件がよくないことが広く知られるようになったからだ。

厚労省によると、常用労働者の給与は、男性の場合、全産業平均で33・７万円だが、介護関係では21・４万円と12万円以上も低い。女性の場合も同様に低水準である。他産業に比べて賃金カーブにおける上昇率が低いのも特徴だ。

待遇の悪さ故に、離職率が高く、年間の平均離職率は全産業平均が16・２％だが、介護では21・６％。勤続３年未満の離職は75％に達する。

今回の報酬引き上げが介護従事者の処遇改善に焦点を当てたのは当然である。

引き上げの内訳を見ると、事業所ごとに国家資格である介護福祉士の数や一定年数以上の勤務者の割合など、専門性や経験年数を重視している。

良質な介護を提供するために基準以上の人員を配置したり、理学・作業療法士を置き、リハビリが充実している施設、入所者の看取りなども正当に評価し、物価・住居費の高い都市部ほど報酬単価を引き上げる。いずれも介護従事者が求めてきたもので、引き上げ項目で見る限りほとんど受け入れた。

問題は引き上げ分が間違いなく末端の介護従事者の手元に届くかだ。

事業者は給与水準や昇給の仕組み、有資格手当などについて自主公表する指針をつくることになっているが、多くの事業者が公表するよう厚労省の指導が必要だ。厚労省は昇給を確認するために、医療における検証作業のように給与の実態調査をしてもらいたい。

先に政府の「社会保障国民会議」が公表した医療・介護費用の将来推計によると、現在総額41兆円の費用がこのまま推移すると高齢化がピークを迎える25年には85兆円に達する。だが、効率化して「機能強化」を図れば91兆－94兆円でより質の高いサービスが提供できるという。その前提となるのは、要介護の高齢者の増加、介護期間の長期化などで、介護従事者が現在の2倍以上の250万人確保されることである。

幸い、介護従事者の多くは介護に「働きがい」「やりがい」を感じ、長く続けたいと思っている。超高齢化の進行を見据え、今後、介護従事者を計画的に増やしていくには、さらに処遇改善を図り、介護現場を魅力あるものにしなければならない。今回の引き上げでは不十分だ。3年後の改定ではさらに大幅に引き上げし、介護現場を活性化してもらいたい。

雇用情勢が悪化する中で、厚労省や自治体は、雇用保険を受給しながらホームヘルパー1級、介護福祉士の受験資格が得られる長期訓練などの支援を始めた。

慢性的な人手不足の介護分野が新たな就職先として見直されるのはいいが、景気の回復とともに離職するのでは税金を使って支援する意味が薄れる。不況時だけではなく、好況時にも人材が集まるような体制づくりが急がれる。（2009年3月号）

認知症当事者の尊厳を考える――豪・クリスティーンさんの講演から

若年性アルツハイマー病と診断された後も、この病気とともに前向きに生きていくことについて語り続けているオーストラリア人のクリスティーン・ブライデンさん（63歳）が２０１２年10月30日、東京都内で多数の報道関係者の前で講演した。

京都市で04年10月に開かれた第20回国際アルツハイマー病協会国際会議のために来日した際にも筆者は取材したが、自身が「認知症に向き合う力がますます低下している」と言うように、当時よりも症状は進んでいるように見受けられた。

だが、周囲の適切な援助があれば、いつまでも自分らしい生活を営めることを強調。認知症に対する社会の理解を求めた。

認知症はわが国でも社会の高齢化に伴い増加を続けており、厚生労働省は９月、「認知症施策推進５か年計画（オレンジプラン）」を公表したばかり。認知症対策の充実は今後、いっそう求められる。

クリスティーンさんは政府の科学技術顧問だった１９９５年、46歳で若年性アルツハイマー病と診断された。退職した後、夫のポール氏（66歳）や３人の娘に支えられながら、病気とともに生きることを決意。国際認知症啓発支援ネットワークを立ち上げるとともに、国際アルツハイマー病協会理事を務めるなど活動を始めた。

夫と一緒に会見・講演に臨んだクリスティーンさんは「従来の認知症関連団体は、認知症の人々の家族向けのもので、認知症という当事者を対象にした活動がなかった。私たち当事者はまるで〝抜けガラ〟のようで、認知症と烙印を押されることで社会的孤立を深めた」と振り返った。

現在の自身の状況について「記憶は断片的になり、つい先ほどのことも思い出せない。今日のことをすぐに忘れる。ときどき思い出すこともあるが……。思いついたことを言葉にしようと思った途端に忘れてしまう。お金の計算のような複雑なことが今はできなくなっている」と淡々と語った。

そうした生活を支えているのが夫だ。

「いつも朝起きてからが大変。今日が何曜日で、何をすべきかが分からない。夫が朝食や薬を用意してくれ、その日にすべきことを掲示板に書いてくれる。幾つかの中から何かを選ぶことは大変で、夫がいつも選択肢を絞り込んで示してくれる。夫がいなければ日本には来ることはできなかった」

オーストラリアの認知症当事者への支援について「国土が広いので必要な支援が隅々まで届いていない。認知症治療薬は残された機能を生かし、周囲のことに関心を持ち続けるのに欠かせないが、適切な治療をしない医師が少なくない」などとし、同国では認知症と診断された人々のうち10％しか必要な支援を受けていないと指摘する。

最後に「私たちは認知症患者ではなく、認知症の当事者であり、病と闘っている一個人です。当事者が暮らしやすい社会をつくってほしい」と訴えた。

翻ってわが国ではどうか。厚労省が要介護認定申請を基に行った推計によると、２０１０年現在、「日常生活自立度Ⅱ」（日常生活に支障を来たす症状・行動などが多少見られるが、誰かが注意すれば自立できる状態）以上の認知症高齢者は約２８０万人（65歳以上人口に対する比率９・５％）。25年には４７０万人（同12・８％）に達する見込み。２８０万人の居場所は家庭が半数、介護老人福祉施設15％、医療機関14％、老人保健施設13％などの順。

「オレンジプラン」は、従来の施設・病院を中心とした認知症対策を、できるだけ住み慣れた地域で暮らし続けていける在宅中心に転換することを目標に掲げ、早期診断、かかりつけ医の対応能力の向上、医療機関の整備などを打ち出している。

だが、行政が旗を振るだけでは不十分だ。地域で認知症対策に積極的にかかわっている住民との協働が欠かせない。

かつて炭鉱の町で、高齢化率が既に30％を超える福岡県大牟田市では、行政、住民、医師・介護職をはじめとする専門職が一体となって10年前から市ぐるみの「認知症サポート体制」の構築に取り組んで成果をあげ、注目されている。

クリスティーンさんが求めているような認知症の当事者の尊厳を守るには、こうした先進地域での成功例を各自治体が共有し、地域に合わせた独自の体制をつくりあげていくことが必要だろう。（2013年1月号）

老年医学会提唱の「フレイル」――介護保険制度の流れに真っ向から対立

日本老年医学会が2014年5月、「フレイル」（Frailty）という新しい概念を提唱した。介護が必要とまではいかないが、高齢者の筋力や心身の活力が低下した状態を指す。いわば健常な状態と要介護状態との中間に相当する状態である。

学会によれば、今後増加が見込まれる後期高齢者は、こうした「中間的な段階」を経て少しずつ要介護状態に陥る。

フレイルは、高齢期に生理的予備能が低下してストレスに対して弱くなり、生活機能障害、要介護状態、死亡などの転帰に陥りやすい状態であり、筋力低下により動作の俊敏性が失われて転倒しやすくなる身体的問題、認知機能の低下やうつなどの精神・心理的問題、独居や貧困など社会的問題の3つの側面を持つ概念という。

ところが、この概念はまだ病名として正式に認知されていないこともあり、医療・介護専門職の間でも周知度が低い。それが臨床現場で適切な対応に欠け、介護予防の大きな障壁につながっているという。

フレイルは従来「虚弱」「老衰」「衰弱」「脆弱」などと日本語訳されてきたが、その言葉の響きが「加齢に伴って不可逆的に老い衰えた状態」などの印象を与えてきた。フレイルを無理に日本語訳せずに「カタカタ読みで通すことにしたのは、これまでの日本語訳ではフレイルの持つ身体的、精神・心理的、社会的など多面的な側面を言い尽くせないというのが理由だ。

フレイルは、放置すれば要介護状態に陥るが、適切な介入でフレイルの状態から脱して元の健常な状態に戻したり、要介護状態になるのを遅らせることが期待できる。

日本には明確なフレイルの診断基準がないが、国立長寿医療研究センターは米国で提唱された基準を使い▼過去1年間に体重が4・5kg以上減少▼倦怠感▼筋力低下▼歩行スピードの低下▼身体活動性の低下――の5項目で3つ以上がフレイルに相当するとして、関西のある都市で調べたところ、65歳以上の10%が該当。年齢が高くなるほど上がり、85歳以上では20%に達することが分かった。同センターの荒井秀典副院長は、フレイル対策としてビタミンD、タンパク質十分に摂取や適度な運動、生活習慣病の管理、社会参加活動の重要性をあげる。

フレイルの概念が注目され始めている中で、今後大きな障害となりそうなのが日本の介護保険制度の「改革」の動きだ。

介護保険制度は2000年4月のスタート当初、要介護状態(1~5)の高齢者が対象だったが、高齢者が要介護状態になるのを少しでも遅らせ、自立した生活が送れることを狙い、06年年度の介護報酬改定で新たに軽症者を対象にした「要支援1」「要支援2」の区分を設け予防給付(介護予防)」サービス)を始めた。ところが16年度の改定では06年度以来9年ぶりのマイナス改定を行い、全体で2・27%引き下げた。

その一環として「介護予防訪問介護」・「介護予防通所介護」の2サービスは、17年度末までの3年以内に、介護保険の予防給付の適用から外し、市区町村の地域支援事業に移すことを決めた。その財源の確保は自治体の責任になる。今のところ、2サービス以外は、従来通り予防給付の対象だが、果たしていつまで続くだろうか。

日本の介護保険を参考に08年4月から介護保険を始めた韓国は、日本で要介護1以下の軽症者の認定数が急増するのを見逃さなかった。対象者を要介護3以上に絞り込んでスタートしたのはこのためだ。財政の安定性を何よりも重視した結果である。

日本の介護保険の総介護費用は年間10兆円に膨らみ、15年度の65歳以上の平均保険料は月額5500円を超え、2000年のスタート時の2倍近くに増えた。今後、社会保障関連の費用の抑制が強まる中、早晩、要支援すべてを介護保険の対象から外す方向に向かう可能性は否定できない。

だが、そうした動きは、早期に適切に介入し、要介護状態に陥らないようにするフレイルの考えと真っ向から対立する。

荒井秀典副院長は「今回の介護報酬改定には失望した。フレイルの段階で適切に介入すれば将来、介護費用の削減が期待できる以上、外した２つの介護予防サービスを介護保険適用に戻してほしい」と訴える。

予防給付のさらなる縮小に歯止めをかけられるかどうかは、フレイルへの理解が国民の間にどこまで浸透するかにかかっている。（２００９年３月号）

〈高齢者・てんかん患者と交通事故〉

罰則強化だけでは防げない——てんかん患者による交通事故

てんかんなど特定の疾患により起きた交通事故を処罰の対象にする初めての法改正案が今国会に提出された。だが、「特定の疾患名をあげての運転免許の制限は、障害者の社会参加や差別解消の観点から不適当であり、医学的正当性がない」とてんかん患者や家族、精神科医らが反発している。

改正案は、刑法から「危険運転致死傷罪」などを分離独立させ、適用範囲を拡大する「自動車の運転により人を死傷させる行為等の処罰に関する法律」案と、新たな罰則を設ける道路交通法改正案の二つ。

「危険運転致死傷罪」では、特定の病気の者が正常な運転に支障が生じるおそれがある状態で死傷事故を起こした場合、15年以下の懲役に処するという新たな罰則を追加する。

対象となる疾患は、統合失調症、そううつ病（そう病、うつ病を含む）のほか、てんかん、再発性失神など意識障害をきたす疾患で、これらの疾患が道路交通法施行令の運転免許の相対的欠格事由になっていることを踏まえ、新法でも政令で定める。

道交法改正案3では、これらの患者が従来、運転免許取得・更新の際に求められていた症状説明について、虚偽の回答をした場合の罰則を新設（1年以下の懲役または30万円以下の罰金）、患者を診断した医師が診断結果を都道府県公安委員会へ任意に届け出る制度を設ける。症状説明はこれまで自己申告制で申告しなくても罰則がなかった。

こうした改正案が出てきたのは、てんかん患者による死傷事故が相次いだからだ。

２０１１年４月、栃木県鹿沼市で自走式クレーン車を運転する26歳男性が発作を起こし、対向車線側の歩道に乗り上げ、集団登行中の小学生15人の列に突っ込み、６人を死なせた。男性は過去７年で６回の事故を起こしたが、居眠りによる事故だと虚偽の申告をしていたうえに、医師にも発作が継続していたことや運転していたこと告げていなかった。てんかんを申告せずに免許を取得、事故当時は服薬も怠っていた。

12年４月には、京都市東山区で30歳男性運転のワゴン車がタクシーに追突したあと暴走、歩行者を次々とはね、運転者本人を含む８人が亡くなった。男性はてんかんの持病があったが、申告せずに運転免許を更新していた。警察庁によると、てんかん発作に起因する交通事故は、07～11年の４年間で３００数10件発生している。

重大事故ではてんかんを隠して免許を取得・更新していたケースが少なくない。

持病を意識して服用していた者がいる半面、自分で対処できるとして服用していなかった者もいる。中には医師から運転を控えるよう指導を受けていた者もいた。事故を起こしても多くの場合、刑は重くない。

こうした事故の遺族らは「重大な事故に対する危険運転致死傷罪を適用」「免許を不正取得できない仕組み」を求めて署名活動を行い、法改正を訴えていた。今回の改正案はそうした心情にこたえたものだ。

だが、反論もある。13年5月、東京都内で日本てんかん学会、日本てんかん協会共催の緊急シンポジウムが開かれた。

その中でてんかん患者の一人は「好きで運転しているわけではない。都会では車がなくてもさほど不自由さはないが、地方では郊外にできた大型ショッピングモールへ行くのに免許を持つのが当たり前とされている。運転しなくてもいいように公共交通機関を整備し、生活できるようにしてほしい。そうなれば病気を隠してまで運転する必要がない」と訴えた。

精神科医師らは、てんかん患者の免許取得条件のひとつである「一定期間、発作がない」ことを医師が診断するには「患者による正確な病状報告が必要」と指摘。罰則強化を柱とした法改正が行われると、発作の有無について虚偽の申告をしたり、運転免許を保持していること自体を隠す恐れがあり「適切な治療が行われずに、かえって重大事故を招く」との懸念を示した。

日本精神神経学会も「罰則整備と医師による届出制度は、障害者差別を強め、受診拒否を深刻化させ、医師と患者関係の悪化を招く」と慎重な審議を求めている。

今のままでは改正案が成立しても、てんかん患者による事故が減るとは思えない。急には無理としても、患者が病気を隠さなくても済む社会づくりを目指すことが求められる。（２０１３年7月号）

「家族の気づき」も必要だ——高齢運転者の事故防止

高齢運転者が加害者となる悲惨な事故が各地で相次いでいることを受け、政府は２０１６年11月15日、関係閣僚会議を開いた。安倍晋三首相は、高齢運転者の認知症対策を強化する改正道路交通法（17年3月施行）の施行に加え、車に代わる移動手段の確保などを含めた総合的な体制の整備を進めるよう指示した。それだけ事態が深刻だということだろう。

16年に入って高齢運転者が引き起こした主な事故を拾い上げてみると——。
▼11月12日　東京都立川市の国立病院機構災害医療センターの敷地内で83歳女性運転の乗用車が暴走して通行中の男女2人を死亡させた。「ブレーキをかけたが止まらなかった」と女性。
▼11月10日　栃木県下野市の自治医大病院内敷地で84歳男性運転の乗用車が暴走して正面玄関付近に突っ込み、女性３人死傷。アクセルとブレーキの踏み間違えか？

▼10月28日　横浜市の市道を集団登校中の小学生の列に87歳の男性運転の軽トラックが突っ込み7人死傷。逮捕された男性は「どこをどう走ったか覚えていない」。
▼10月21日　秋田県由利本荘市の東北自動車道で、70—80代の男女3人が乗った軽自動車が大型トラックに衝突、3人とも死亡。軽自動車が誤ってジャンクション降り口から進入して逆走、本線を直進してきたトラックと衝突。
▼3月4日　群馬県高崎市の市道を集団登校中の小学生の列に病院の駐車場から飛び出した73歳男性運転の乗用車が突っ込み、1人死亡。男性は駐車する際「アクセルとブレーキを踏み間違えた」と供述。

これら事故の原因として以前から指摘されているのは、認知症との関係である。

それを踏まえて道路交通法は認知症の場合、運転を禁止している。75歳以上の高齢者は現在、3年ごとの運転免許証の更新時に認知機能検査（スクリーニング検査）を受ける。だが「認知症の恐れ」と判断されても「一定の期間内に信号無視など一定の違反行為」がなければ受診義務がないため、実際にはほとんどが運転を続けている。しかも認知機能検査を受けるのは更新時だけで、1度受ければ3年間は検査・受診なしに運転できるのが現状だ。

17年3月に施行される改正道交法では、認知症の恐れがあると判断されれば「一定の違反行為」がなくても受診を義務づけるほか、免許更新時以外でも、認知機能が低下したときにしばしば見られる信号無視や高速道路の逆走、通行区分違反など「一定の違反行為」をした場合「臨時認知機能検査」を受けさせ、認知症の恐れがあれば受診させる。検査や診断を受けなければ免許の停止・取り消しの対象になる。医師の判断を求める機会を増やすのが目的で、今よりは認知症の高齢運転者を見つけやすくなることは確かだろう。

正確に認知症を診断するには専門医による画像検査などを含めた鑑別診断が必要だが、運転免許証更新時のように多人数をさばくことはできない。見当識や短期記憶を測る更新時の簡易検査には限界があることも知っておく必要がある。

高齢になると本人が思っている以上に注意力や判断力は衰え、比較的近距離を運転中に単純ミスよる事故を起こしやすい。

このとき必要なのは「家族の気づきだ」と、認知者患者の診療経験が豊富な東京慈恵医大葛飾医療センター神経内科診療部長の鈴木雅彦氏は指摘する。危険だと感じた家族が高齢者に運転免許証の自主返納を勧め、実現できればベストだろう。

周囲の説得を無視して事故を起こせば莫大な損害賠償の支払いで家族に迷惑がかかることを高齢運転者には知ってもらう必要がある。

だが、乗用車なし生活できない地方は少なくない。こうした地域に住む高齢者はどうしたらいいのか。今のままでは認知症の自覚の有無にかかわらず、運転するケースは後を絶たないだろう。

究極の対策としては、直ぐには無理としても高速道路ばかりではなく市街地でも利用できる高性能の自動運転車の開発だ。この実現に国は全力をあげてもらいたい。それまでの間、免許証を手放した高齢者が無料で公共交通機関やタクシーを利用できるようにしてはどうか。世界で最も高齢化率の高いわが国だからこそ知恵を絞って高齢運転者による事故を減らしたい。（2017年1月号）

法規制の強化で減ったか――てんかん患者の交通事故

「自動車運転死傷行為処罰法」と「改正道路交通法」がそれぞれ2014年5月と6月に施行されてからほぼ4年。てんかん発作が原因とされる交通事故の多発を契機に運転免許制度を大きく変えることになったこの2法は、事故件数の減少につながっているのか。今後の課題は何か。日本てんかん学会法的問題検討委員会委員長を務める自治医大脳神経外科の川合謙介教授のセミナーでの話をもとにまとめた。

14―15年度の警察庁との共同研究で約700人のてんかん患者について調べたところ、運転中に発作経験があるのは10―12%。この発作が自損事故を含む事故につながったのはほぼ3分の1。両方を合わせると、運転するてんかん患者の3―4%が運転中の発作によって事故を起こしていることになる。別の調査では、運転する患者の15―20％が事故を起こしている。この事故の中には健康人でも起こす不注意、体調不良などが原因の事故も含まれる。

これらを総合すると、事故の20％は発作に起因するが、残り80％は発作とは無関係だということが浮かび上がってくる。

交通事故のリスク比では、健康人を含めた全運転者の平均を１・０としたとき、てんかんは無発作期間が６カ月では１・４だが、１年、２年とは長くなるに連れ、１・25、１・２と減り、３年だと１・１と健康人に近くなる。

ちなみに全運転者のうち65歳以上が１・５、75歳以上２・８、20歳代男性１・７であり、きちんと服用して発作を抑えているてんかん患者の事故リスク比はこれよりも低いのである。

道交法でてんかん患者の免許取得の要件の１つに２年間の無発作期間をあげているのは根拠のないことではない。

「処罰法」では「正常な運転に支障をきたす恐れがある状態」「正常な運転が困難な状態」で死傷事故を起こした場合に15年以下の懲役を科すなど厳罰化した。

「改正道交法」では、てんかん患者らは免許取得・更新時に病状説明を義務付けし、虚偽の申告をした場合の罰則を設けた。また、患者を診察した医師が診断結果を都道府県公安委員会に「通報できる」制度を新設した。医師の「守秘義務」よりも「社会的責任」を上位に置いた考えで、てんかん患者の把握を狙ったといえる。

こうした厳罰化や通報制度によって、てんかん患者の交通事故は減るのか。全国公安委員会のてんかん（疑いを含む）患者の認知件数は2法の施行翌年の15年は約1万6千件、主治医診断書の提出件数1万3千件で、いずれも10年のほぼ4倍だが、施行前年の13年と比べると3割増にとどまっている。

言い換えれば、両件数が10年～15年に増えた最大の要因は、14年の2法の施行ではなく、それ以前にあるということだ。11年4月、栃木県鹿沼市でクレーン車の暴走で7人、12年4月、京都市でワゴン車の暴走で8人がそれぞれ死亡した。いずれもてんかん患者が運転中に発作を起こしたのが原因とされる。こうした悲惨な事故報道が強く影響したのだろう。2法の施行前の10年から13年にかけて両件数が一挙に3倍に増えていたのだ。

一方、事故件数は年間50―70件でほとんど減っていないという。つまり患者の把握という目的は達成されつつあるが、本来の目的である事故件数の減少ではまだ大きな成果は見られず、川合教授は「今後の推移を見る必要がある」と慎重だ。

このほか、てんかん専門医、非専門医を問わず「処罰法」と「改正道交法」に関する基本的な知識に欠けていることも調査の結果、分かった。

免許取得・更新の際の病状の申告義務、虚偽の申告をした場合の罰則規定について「知っていた」のは専門、非専門医のいずれも約半数。てんかん発作が原因で免許が取り消されても2年間無発作という診断書があれば学科、実技試験なしで免許が再取得できることを「知っていた」のも専門、非専門医を問わずわずか20％に過ぎない。

患者が利用できる福祉サービスに疎い専門医も少なくない。福祉手帳が交付されれば交通費が安くなり、自立支援制度が適用されれば受診時の自己負担が軽減される。これらのことは専門医が患者に説明する必要があると川合教授は指摘している。（２０１８年5月号）

危険運転は認知症だけではない——高齢者の緑内障・視野障害

高齢者による車の運転事故が最近、クローズアップされ、その要因として認知症が注目されているが、事故の要因はそれだけにとどまらない。新たに注目されているのは緑内障による視野障害である。だが、ドライバーへの周知度はまだ低い。

緑内障はわが国の視覚障害の原因として現在、糖尿病網膜症や網膜色素変性症を抜いて第１位だが、患者数などについて身体障害者手帳の申請時の原因疾病統計をはじめ、病院統計、個々の臨床統はあっても国際的な基準に従って診断された「有病率」などの報告は従来、なかった。

日本緑内障学会と日本眼科学会は１９８８—89年度に全国７カ所で、疫学調査を実施したが、

5カ所では住民の受診率が50%を下回るなど海外のデータと比べると信頼性が疑問視された。

そこで同学会は①年間を通じて検診が可能②該当地域に専門医がいる③自治体の協力が得られる④交通の便がよい――などの理由で岐阜県多治見市に調査地点を絞り込み、同市などと共同で2000―01年度に疫学調査を行った。これが「多治見スタディ」である。

調査は40歳以上の多治見市民54165人から無作為抽出した約4000人に市民眼科検診を受けた14000人を加えた約18000人を対象に実施。得られたデータは複数の専門医でチェックした。

その結果、同市内の緑内障の有病率は男女とも5・0%。5%のうち男女とも、隅角部の房水の排出路が目詰まりして房水の流れが悪くなり眼圧が上昇する「原発開放隅角緑内障」の有病率が最多で、男性4・1%、女性3・7%。「原発開放隅角緑内障」の9割は眼圧が正常だった。隅角が狭いため塞がりやすく眼圧が上昇する「原発閉塞隅角緑内障」は、男性の0・3%に対し女性は0・9%。ブドウ膜炎や房水の出口にふけ様のものが詰まる落屑（せつ）症候群、糖尿病など全身の病気で眼圧が上がる「続発緑内障」は男性0・6%、女性0・4%などの結果が得られた。

以後、これらは日本の緑内障の実態を反映する最も基礎的なデータとされている。

調査責任者の岩瀬愛子医師（たじみ岩瀬眼科）は調査を元に「原発開放隅角緑内障」は近視、

「原発閉塞隅角緑内障」は遠視の人に多い、と分析している。

別の解析で多治見スタディ参加者の近視の有病率は軽度41・８％、強度８・２％と他国に比べて際だって高いことや、視覚障害の中でも網膜色素変性症、糖尿病網膜症は60代に新規患者のピークが見られるのに対し、緑内障は50代から加齢に伴い急増し、80歳を超えると９人に１人が有病者であることが分かった。これによってリスクの高い人は自から絞られてくる。

ところが、ドライバーは緑内障への危機感に乏しいことがファイザー社が18年４月に40歳以上の男女１万人余りを対象に行った調査の結果、明らかになった。

たじみスタディの結果、日本人の40歳以上の有病率は５％であることが示されたが、このドライバー調査では、自分が緑内障である可能性が「あると思う」のはわずか１％。ほとんどが〝人ごと〟ととらえ、意に介していないことが分かった。

ドライバーのうち64・１％は「視力」と「視野」の違いが分かっているが、日常生活で「気にする」のは「視力」が60・８％で、「視野」を気にするのはその３分の１以下の18・４％。視野検査を受けたことがあるのは25・５％しかいなかった。

５つの眼病（緑内障、白内障、網膜剥離、ドライアイ、結膜炎）について「症状をおおよそ知っている」のは緑内障では36・５％で、５つの中で最低。緑内障への誤解も多く、緑内障の症状への認識では、ほぼ半数の48・７％が「視野の欠けたところが黒くなる」、31・７％が「緑内障と診断されると運転ができなくなる（禁止される）」と勘違いしていた。

緑内障で片目に見えない部分があっても他方の目でカバーできる。このため自覚症状のないまま放置すると、運転中に左右からの飛び出しや信号を見落としやすくなって危険性が増す。岩瀬医師は「視野検査を受けて自分自身の視野障害を認識しているドライバーは事故を起こしにくい。40歳以上のドライバーには定期的な眼科検診が勧めたい」と話している。（2018 7月号）

〈福祉〉

課題残した改正補助犬法――民間賃貸住宅での受け入れ拡大を

新テロ対策特別措置法（給油新法）などをめぐり、与野党が厳しく対立していた陰で、改正身体障害者補助犬法が２００７年11月28日、衆参いずれの本会議でも全会一致で可決され、成立した。08年４月から順次施行される。

新聞はもとよりテレビでもほとんど報道されないため、多くの国民はこの法律の存在自体を知らないのではないか。

それほど地味だが、障害者の社会参加の拡大には欠かせない法律なのだ。

目や耳、からだが不自由な障害者にとって盲導犬や聴導犬、介助犬は身体の一部といっていい。補助犬法はこれら補助犬への理解を深めるために２００２年５月に成立し、同10月から施行され、公共施設や公共交通機関に補助犬を同伴できるようになった。03年10月からはデパートやスーパー、ホテル、飲食店など不特定多数が利用する施設でも同伴の受け入れが義務化された。

その際、民間の事業所や賃貸住宅での受け入れは努力義務とされた。

ところが、障害者団体の調査では、法成立後も受け入れが義務化された飲食店のうち３分の１

以上が同伴を拒否した。

賃貸住宅への入居では9％がトラブルを経験し、民営、公営を問わず「ペット可」のマンションでさえ盲導犬との入居を拒否されたケースがある。

民間の職場・学校でも8％が同伴を拒否され、補助犬を勤務場所に入れてもらえず屋外に待機するように求められたり「わがままを言うな」「公私混同するな」と批判されたことも。

このため、障害者の社会参加を進めるには、補助犬同伴の受け入れ義務化を強化すべきだとの考えが強まり、超党派の国会議員で構成する「身体障害者補助犬を推進する議員の会」（会長・自民党津島雄二議員）が06年春から議員立法による補助犬法の改正を検討していた。

成立した改正補助犬法では、1人以上の障害者雇用が義務付けられている、常勤労働者五十六人以上の民間事業所での補助犬同伴の受け入れを義務化した。都道府県に障害者や民間企業などからの苦情や相談を受け付け、救済や問題解決を図る窓口を設けることも決まった。

これにより、民間事業所での補助犬同伴はかなり進むと見られる。

だが、依然として課題は残された。改正法に、民間の賃貸住宅への受け入れ義務化までは盛り込めなかったことだ。

民間の賃貸住宅の家主には小規模な家族経営が少なくないため、私権をあまり制限できないとの判断からだ。

とはいえ、住居は職場と並ぶ生活の基盤である以上、今後、さらに受け入れを進める必要がある。

また、改正補助犬法には事業所への補助犬同伴で「事業の遂行に著しい支障が生じる恐れがある場合、そのほかやむを得ない理由がある場合」には、義務化の対象から除かれるなど例外規定が設けられている。これが拡大解釈されないようにしなければならない。

それには、補助犬訓練事業の届け出や育成補助事業の窓口である都道府県が、質の高い補助犬を供給するように事業者に対する指導を強めるとともに、補助犬を使用する障害者のマナー向上のための研修の充実が求められる。

わが国では1957年に国産第1号の盲導犬「チャンピー」が誕生し、78年の道路交通法改正で盲導犬の公共交通機関への同伴がようやく受け入れられたなど、補助犬の歴史が浅い。

厚生労働省によると、現在でも全国で補助犬は盲導犬965頭、聴導犬13頭、介助犬39頭しかいない。

これに対し、米国では盲導犬1万頭、聴導犬4000頭、介助犬3000頭という（有馬もと著、大月書店「身体障害者補助犬法を知っていますか」より）。

日常的に目にするぐらい補助犬自体の頭数を増やせば、国民の補助犬への認識は今よりずっと高まるに違いない。そうなれば補助犬との同伴入居を受け入れる民間賃貸住宅も増えるだろう。

障害者に優しい社会は、国民全体にとっても優しい社会であると思いたい。（2008年8月号）

厚生労働省も積極的な関与を──「こうのとりのゆりかご」

色々な事情から育てられない子どもたちを受け入れる「こうのとりのゆりかご」が熊本市西区島崎にあるカソリック系の医療法人聖粒会・慈恵病院に設置され、運用が始まったのは2007年5月だった。

当初から「親の育児放棄が増える」などという非難の一方、「不幸な子供の命を救うことはすばらしい」などと前向きの受け止め方もあり、賛否が分かれている。

厚生労働省が2012年7月末にまとめた10年度の「子ども虐待による死亡事例等」の検証結果によれば、心中による虐待死は51人、心中以外の虐待死は47人で計98人。前年度を10人上回った。

心中、心中以外のいずれも「加害者」は実母が最多で、次いで実父。加害の動機は心中では「保護者自身の精神疾患、精神不安」が最も多く、心中以外では「泣き止まないことにいらだった」「しつけのつもり」の順。心中以外の虐待で実母が抱える問題として指摘されているのは「若年妊娠」「望まない妊娠」など。虐待死が０歳児の場合、生まれたその日に亡くなった９人のうち５人は母親が十代の妊娠だった。

「ゆりかご」は、こうした子どもたちを救う目的で始まった。

慈恵病院の蓮田太二理事長の話によると、同病院では以前から「赤ちゃんのための電話相談」を実施し、胎児や子どもの命を守る取り組みをしてきており、遺棄されて命を落とす新生児や人工妊娠中絶で失われる命を救いたいと考えていた。その際、参考にしたのはドイツにある、ベビークラッペという匿名で赤ちゃんを預かる設備だった。蓮田院長は04年５月にこれを視察、しばらくして熊本県内で３件の赤ちゃん遺棄事件が起き、設立を決意した。06年12月、熊本市に対し医療法上の病院開設許可事項の一部変更を申請、認められた。

設立から約５年の12年３月、これまでの利用状況、病院の対応、今後の課題などを熊本市が「検証報告書」としてまとめた。

それによると、運用開始以来、預けられた子どもは男女ほぼ同数の83人。内訳は生後１カ月未満の新生児66人、１歳未満の乳児11人、就学前の幼児６人。

預けた保護者の地域は、熊本県７人、熊本県以外の九州21人、関東19人、近畿、中部各８人など、九州で全体の３分の１を占めるほか、東北、北海道を除く全国各地に及んでいることが分かった。

「安易な受け入れにつながらないか」と当初懸念されたように、「留学のために子どもを育てられない」など、預けることへの不安や心の葛藤が見られない親の身勝手な利用や、子どもの未成年後見人が子どもを「ゆりかご」に預け、子どもが相続した財産を横領した事例があった。

だが「未婚」28件、「世間体・戸籍」21件、「生活困窮」17件、「不倫」14件など預けた理由は様々だが、切羽詰まって駆け込んでくるケースがほとんどだった。

「ゆりかご」には、預け入れた親が持ち帰ることができる「両親に宛てた手紙」が入れてある。これを読んで後日、連絡を入れ家庭へ引き取った親が少なくない。引き取りまではいかなくても子どもの身元が判明したケースも多い。病院は預けた親とその場で面接するよう心掛けており、これまでに半数と接触に成功している。

こうするのは、預けられた子どもが将来、実の親を知る権利（出自を知る権利）をできるだけ保障するとともに、養育に必要な情報を把握しておきたいからだ。

83人中、身元が判明したのは69人。このうち13人は最終的に預けた親が引き取っている。それ以外は身元がわからない子どもも含め、児童養護施設、里親への委託、特別養子縁組で養育されているが、身元不明の場合、特別養子縁組として受け入れられるまでの期間が長期化しやすい。

「ゆりかご」のような施設は今でも全国で慈恵病院以外にはない。12年6月、熊本市は国（厚生労働省）に対し、積極的に関与するよう求める要望書を提出した。

倫理問題、家族観などが絡み、厚労省は今のところ慎重な姿勢を崩していない。だが、「ゆりかご」の存在の功罪を考えれば「功」の方が優るだろう。「安易」なケースは「預け入れ」の際「相談」を条件とすることである程度、防止できるのではないか。

何よりも「虐待死」のような不幸な事態を増やさなかった事実は重い。（２０１２年11月号）

第3章【年金保険制度】

これほどデタラメとは――国民年金保険料の不正免除・猶予

厚労省の外局・社会保険庁は2008年10月、廃止・解体される。これに伴い、中小企業の従業員らが加入する政府健康管掌健康保険の保険者は、国から公法人に移り、都道府県単位の財政運営が行われる。医療制度改革の一環である。

社保庁のもう1つの大きな役割は公的年金（国民、厚生年金）の運営である。これも社保庁の廃止に伴い新たに「ねんきん事業機構」に生まれ変わる予定だったが、その矢先に思わぬ事態が生じた。

06年5月に明るみに出た国民年金保険料（06年度は月1万3860円）の不正免除・猶予である。保険料の徴収方法を定めた国民年金法が全く無視されていたことにあきれ返ってしまう。

保険料の免除・猶予の手続きをせずに未納を続け、加入期間が25年に満たないと将来、無年金になる。経済的困窮者は申請すれば免除・猶予され、受給額は減るが受給権は保障される。この仕組みを逆手にとったのが今回の不正だ。

国民年金法では、免除・猶予は本人からの申請によると定めており、申請書には本人の記名押印または署名を求めている。だが、そうした手続きをせずに、都道府県単位の社会保険事務局、その傘下の社会保険事務所の独断で保険料を免除・猶予したケースは、調査した３２７万件（05年７月—06年４月分）のうち22万件を超えた。

これとは別に勝手に「居所不明」とみなして「不在者登録処理」したケースが10万件を超えるなど別の手口の不正も判明した。「不在者登録処理」は本来、納付書などの郵便物が配達不能の場合に行うべきものだが、長期未納者、免除・猶予申請中で審査未了の者などを「不在被保険者」扱いにしてしまったのだ。

免除・猶予、「不在者登録処理」されると保険料徴収の対象外とされ、見かけ上の徴収率が上がる。不正の背景には、こうした安易な〝点数稼ぎ〟があった。

社保庁は04年、保険料を職員の娯楽施設の建設などに流用していたことや個人情報の覗き見などが発覚して国民から批判を浴びた。これら業務外に加え、業務上でもでたらめな運営が行われていたことが今回新たに明らかになった。

驚くのは、不正に関与した職員に違法性の認識が非常に乏しかったことだ。

不正発覚直後、厚労省で開かれた緊急の全国事務局長会議で川崎二郎厚労相が「何をおいても事実を明らかにせよ」と強く求めた。にもかかわらず虚偽報告をした事務局・事務所があり、その後の再調査、再々調査の過程で不正がボロボロと明らかになっていった。

不正の背景として、職員構成が事務局・事務所で働く地方採用者、社保庁採用の準キャリア、厚労省から出向のキャリアの3層構造で一体性に欠け無責任体制になっていること、本庁と調整をせずに事務局・事務所の独自判断で事務処理を行ってきた組織風土であることなどさまざまな要因が指摘されている。

その結果だろう。不正免除・猶予は、31都道府県の事務局、312社会保険事務所の四割近い116事務所に及んだ。逆にいうと、16事務局、196事務所は不正に手を染めなかった。これらの事務局・事務所が「職権による免除は法的根拠がない」の明確に言い切っていたのは唯一の救いといえよう。

一連の不正発覚のあおりを受けて06年の通常国会では「ねんきん事業機構」を設立する法案が継続審議になった。

もっとも、現在のように職場規律が緩んだまま年金業務を「機構」に引き継いでも早晩同様の問題を起こすのは目に見えている。いったん法案を引っ込め、どうしたら法令順守を徹底できるかなど組織のあり方を根本的に見直したうえ法案を再提出すべきである。

その場合、徴収効率を高めるために英米のように社保庁と国税庁を統合した「歳入庁」構想、さらに被保険者の自発性に依拠した現行の保険料方式では100％の納付を期待できない以上、保険料を全額税で賄う新たな方式も将来の課題として視野に入れておくべきだろう。（2006年10月号）

「公務員は恵まれない？」――人事院の〝お手盛り報告書〟

国家公務員は民間企業に勤めるサラリーマンほど恵まれない、と世間の常識とは正反対の調査結果を政府機関がまとめたから驚きである。本当にそうか？

人事院は、2006年11月、国家公務員と民間の退職給付にかかわる官民比較についての調査結果を公表した。

政府は同年4月、公務員の共済年金と民間の厚生年金を2010年から8年かけて一元化することを閣議決定し、公務員優遇の一つである「職域加算」年金の廃止を決めた。廃止による影響をあらかじめ調べ、将来の制度設計に役立てるのが今回の調査の目的だった。

それによると、国家公務員の退職金と公務員だけに上乗せされる職域年金の合計額は平均2960万円で、民間の退職金と、適格退職年金や厚生年金基金、確定給付年金など企業年金の合計額よりも20万円少ないという。

職域年金の保険料は使用者の国と公務員が半々で拠出しているが、官民比較に際して使用者拠出分に相当する半額分の職域年金だけを退職金に加算した。職域年金は企業年金に相当するとの考えだ。

問題は、調査結果をもとに、職域年金が廃止されれば官民格差が埋まるどころか民間との格差が広がるので税を投入して新たな公務員年金制度を設けて格差をなくすべきだ、と主張していることだ。

人事院のデータが本当だとすると、国家公務員の退職金と職域年金、民間の退職金と企業年金のそれぞれ総額を比較すれば調査結果の通りになるだろう。

だが、人事院の主張がいかに実態を無視し、説得力がないかもまた事実だ。

まずサンプルの取り方が偏っている。民間企業の調査は勤続20年以上の従業員が対象で、20年未満の勤務が多い中小企業は対象から外れやすい。また、人事院自身が認めるように、企業年金のある企業は6割にも満たない。総じて勤続年数の長い大企業の水準に偏り、中小企業の水準が反映されにくい調査になっているのだ。しかも企業年金は経営状況に左右されて常に解散のリスクがある。

さらに見過ごせないのは、共済年金は厚生年金より安い保険料で高い給付が得られることが全く加味されていない点だ。本来、現役公務員が負担すべき退職公務員の恩給相当部分に「追加費用」名目で毎年多額の税が投入され、その分の負担を免れている。この結果、共済年金の多い給付が維持されているのだ。

これらを踏まえ、国家公務員の退職金と職域年金、共済年金の合計額を、民間の退職金と企業年金、厚生年金を合わせた額を比較すれば、人事院の主張とは正反対の結果が出ることは間違いない。

これに対して人事院は「聞かれたことに答えただけだ」と言い張る。

確かに4月の谷公士・人事院総裁あての安倍晋三・官房長官（当時）名の調査依頼は、対象を退職給付にかかわる点に絞っている。これをもとに、人事院は「共済年金あるいは厚生年金を含めた官民比較は求められていない」というのだ。

では「聞かれていないこと」にも詳しく触れているのはどう説明するのか。

人事院は公務員の退職給付を手厚くする理由として、民間と違い、守秘義務や時間外兼業の原則禁止、株取引の自粛による資産形成の制約など厳正な服務規律が求められていることを挙げる。だが、守秘義務は民間でも相応に求められる。本誌「新医療」の読者である医療従事者はもちろん、我々報道に携わる者も要求される。だからといって特別の手当を求めることはしないだろう。職業人としての当然の義務だからである。

また、どれだけの会社員が時間外兼業や株取引を行っているというのか。筆者の質問に谷総裁はこうした調査を「行っていない」ことを認めている。

公務員の勤務の特殊性を口にするならば、リストラのない安定した身分保障、天下りによる退職金の二重、三重取りにも言及しなければバランスを欠く。

公務員に都合のいい点だけをつまみ食いした調査結果をもとに年金一元化が進められてはたまらない。調査のやり直しを求めたい。（2007年1月号）

まるで政府による「振り込め詐欺」——年金記録不備問題

これほど国民がこぞって政府に怒りをぶつけたのは最近では珍しい。

厚生労働省の外局・社会保険庁の杜撰な業務による国民・厚生年金などの加入（保険料納付）記録の不備が次々と明かるみになったことだ。

政府を信用して強制加入の年金保険の保険料を納めてきたのに、受給する段になって「加入記録がない」「領収書を示せ」などと開き直られれば、激怒するのは当然である。政府による「振り込め詐欺」に遭ったようなものだ。

公的年金、医療、介護などの社会保障は、安全保障と並び国家の基礎を成す。

その社会保障の中で最も給付費が大きい年金の加入記録の管理がデタラメだったのだから、国家の一大事といってもいい。国が違えば、暴動が起きてもおかしくないほどの非常事態なのである。

ところが、安倍晋三首相はあまりにも鈍感だった。民主党が一年前からこの問題を国会で追及してきたのに無視し続け、国民不在のまま憲法改正、教育改革などにうつつを抜かしてきたのだから。

首相は、２００７年5月、一部世論調査での支持率急落に慌てふためき、やっと事の重大性に気づいたようだ。

通常なら年金は5年を超えた分は請求できないが、社保庁のミスによるものであれば、その時効を撤廃する特例法、さらに社会保険庁改革関連法の２つを強行採決の末、6月30日に成立させた。

とはいえ、これで問題解決の目途が立ったわけではない。むしろ、社保庁問題はこれから本格化するといってもいい。

そもそも今回の問題の全容がいまだによく分かっていないのである。

政府は5月、社保庁のオンラインシステムに入力されていて該当者不明の約５０００万件の加入記録について「1年以内に照合作業を終える」と明言した。

その後、５０００万件とは別にオンラインに未入力の厚生年金の納付記録が１４００万件、船員保険の記録が36万件あり、一部が該当者不明になっていることなどが分かった。いずれも野党に追及されてボロボロ出てきたものだ。

この分だと、隠された記録不備が今後、さらに明るみに出る可能性がある。

しかも「照合」は、5000万件について同一人物のものと思われる加入記録を寄せ集める作業で、7月に入って2カ月ほど前倒しできることが分かったとはいえ、それが特定の人のものかどうかという確認作業は「照合」のあとなのだ。

それでも作業は終わらない。オンライン自体への入力ミス、入力漏れがあることが分かっているが、それを元の手書きの紙台帳で確かめようにも、紙台帳自体を廃棄した自治体が一部破棄を含め140近くあるのだ。その場合、どのように失われた年金受給権を回復するのか。

政府は総務省に「第三者委員会」を設け、領収書以外に預貯金通帳、家計簿なども参考にし、保険料を納付したかどうかを個別判断するとして、7月9日に判断基準を示したが、実際の作業では判断が難しいケースが大量に発生するとみられ、混乱が予想される。失われた受給権を最後の一件まで回復するには気の遠くなるような作業が必要なのだ。

にもかかわらず、社保庁を解体し、特殊法人「日本年金機構」に衣替えする社保庁改革法を成立させてしまった。

この改革法は本誌のことし2月号でも触れたが、もともと社保庁による年金保険料の目的外使用に端を発して検討された。その時期は年金記録不備問題が表面化する前だった。つまり、年金加入記録の徹底的な管理という視点に欠けていたのだ。本来なら「第三者委員会」ともに総務省に設置された「検証委員会」で記録不備の発生原因を解明したうえで、再発防止策を盛り込んだ法案を出し直すべきだったが、そうした修正は最後までなされなかった。

首相としては、２つの法律を成立させることで、問題解決に取り組んでいるという姿勢を打ち出し、参院選を乗り越えたいのだろう。だが、国民がどのように受け止めるか。７月29日の参院選投票で審判が下される。（２００７年８月号）

一体どれが民主党の主張か——コロコロ変わる年金制度改革案

２０１０年秋から社会保障をめぐる動きがにわかに活発になってきた。

10月28日、菅直人首相の下に税と社会保障の「一体改革」を議論する「政府・与党社会保障改革検討本部」が設置された。

12月14日には「社会保障改革の推進について」が閣議決定され、政府は「社会保障の機能強化」と「財政の健全化」の同時達成を打ち出した。

11年１月21日の「検討本部」で菅首相は６月策定予定の「一体改革」案に先行し、社会保障の改革案を4月までにまとめるように細川律夫厚生労働相に指示した。

また、「検討本部」は「社会保障・税に関わる番号制度に関する実務検討会」の議論を踏まえ、同31日、国民一人一人に番号を付け、年金手帳や健康保険証などの機能をＩＣカードにまとめる制度を15年1月に導入することを決めた。一体改革の前提となる制度である。

「○○本部」とか「××検討会」、「△△会議」などと官庁特有の、馴染みがない、似たような組織名が頻回にメディアに登場、その回数は今後さら増える。国民にとってはその意味はなかなか理解しにくいだろう。

簡単にいえば、高齢化の進行などに伴い、社会保障の財政負担が増え、それを支えるのに税の負担増が避けられない。その場合、公平な税負担を実現する一方、真に困った国民に対し税による支援を行うには所得の正確な把握が欠かせない。同時に社会保障全体の効率性を高めるとともに、税務手続きの簡素化を図る——この実行に向けてようやく政府が本腰を入れて取り組み始めたということである。

「一体改革」の中で最重要課題とされるのは年金制度改革だが、言うは易しく実現は容易ではない。そもそも一体何が民主党案なのかがはっきりしないからだ。

民主党は従来、全額税負担で月額7万円の「最低保障年金」を設けると主張し、政権交代を果たした09年の衆院選挙でもマニフェスト（政権公約）に掲げていた。

厚生年金を例にとれば、保険料方式である2階建てのうち2階の報酬比例部分はそのまま「所得比例年金」とし1階の定額部分（基礎年金）を保険料方式から税方式の「最低保障年金」に変えると考えればいい。

ところがその後、民主党は主張の力点を少しずつずらし、気がつけば最初の主張と似ても似つかない内容に変身させてきたのである。

10年6月、政府が公表した「新年金制度に関する検討会」の「中間まとめ」で示した7つの「基本原則」のうちの1つ、「最低保障の原則」ではこれまでの主張の「月額7万円」が消え失せ「高齢期に一定額の最低保障年金」と曖昧な表現へ。財源についても「全額税」から「将来にわたって安定的財源を確保する」にトーンダウンした。

さらに民主党の「社会保障と税の抜本改革調査会」が同12月6日にまとめた「中間整理」では、「最低保障年金」は「捕捉給付」にまで格下げされ「社会保険方式である所得比例年金を基本に」とまでいうようになった。

このためだろう。11年1月14日に発足した菅・再改造内閣で経済財政相に就任した与謝野馨氏は、新たな年金制度の骨組について「社会保険方式」を明言した。

だが、民主党の公約は依然として「税方式」で変更されていない。細川厚労相は「マニフェスト（に書いてある税方式）を基本に年金改革を行う」と与謝野氏に反論。党内の意見の不一致を露呈させている。

もともと民主党の「税方式」には無理がある。全額税で賄うには消費税換算で10％近く必要になる。そのうえ長い移行期間を要する。税方式の困難さが菅首相も分かってきたのだろう。与野党協議のため柔軟な姿勢に転じたのはその表れだ。

そうならば、〝なし崩し〟的に主張を変えるのではなく、マニフェストの撤回を言明し、国民に謝罪すべきである。

同様のことは「後期高齢者医療制度」の廃止を掲げながら、10年末、実質的に〝看板の掛け替え〟に等しい陳腐な改革案しか提唱できなかった点についてもいえる。

年金と後期高齢医療制度問題で国民の反発を煽った民主党は、政権交代への足掛かりをつかんだ。実現不可能なことを国民に空約束してきたツケが今、ブーメランのように舞い戻ってきたといってもいいだろう。（２０１１年３月号）

不正は御自由に？——モラルハザード誘発の「運用３号」

年金保険料を払っても払わなくても同じ額の国民年金（基礎年金）がもらえるなら誰も真面目に払わないだろう。

ところが厚生労働省は、このモラルハザード（倫理観の欠如）を引き起こす措置を実施しようとしているのだ。

例をあげて説明しよう。夫が会社をやめて自営業に転じた。それまで扶養されていて厚生年金保険料を払っていなかった「第３号被保険者」である専業主婦の妻は、市区町村で「第１号被保険者」への切り替え手続きをし、国民年金に加入して保険料を払わなければならなくなった。だが、この切り替えを10年間しなかったとしよう。

本来なら切り替えが済んでいない期間は「保険料未納」扱いになり、将来「低年金」、あるいは年金加入期間が通算25年に満たない場合には「無年金」になる。

ある妻は２０１０１２月に届けたところ、法で定める時効前の過去2年分の保険料は納付できたが、それ以前の８年間は未納扱いになり、将来の年金額は減らされる。

ところが、別の妻はその１カ月後に届けたところ、法律を無視した行政の恣意的な「運用」で、2年分の保険料さえ納付すれば残り８年分は未納なのに「納付済み」とみなされ、年金を減額されない。

11年1月から始まったこの「救済策」を公平と思う国民はいないだろう。このような重大な変更が国会審議・関連法の改正を行わずに厚労省内部の議論だけで決められ、昨年末、一片の課長通知による「運用」で実施されることになったのだから驚く。「救済策」を了承したのは、長妻昭・前厚労相の指示を受けた厚労省「年金記録回復委員会」だが、長妻前厚労相や厚労省幹部、「救済策」に賛成した委員は、著しく公平感を欠くと後日、批判の声が上がるのを予想できなかったのだろうか。

さすがに政府内部でも批判の声があがった。総務省の「年金業務監視委員会」は「救済策」に強い異論を唱えた。「救済策」が適用される「運用3号」の対象者は1月末までに2331人に達したが、厚労省は「監視委員会」の意向を無視できず、新たな適用や年金給付を一時凍結している。

厚労省の09年度のサンプル調査によれば、「3号」から「1号」への切り替えが済んでいない専業主婦らは数10万人～100万人にのぼる可能性があるというが、05年度～09年度にそれを上回る約370万人が切り替え手続きをし、きちんと保険料を払っている。こうした人が「救済策」に納得することはありえないだろう。

切り替え忘れを昨年末までに行えば、年金記録が訂正されて将来の年金額が減額されるが、ことし以降に行えば減額されない。しかも、届けても直前の2年分の保険料さえ払えば残りは不問に付される。これでは切り替えを忘れたことに気が付いても「ずっと手続きを先延ばしした方が得」と考える不届き者の発生は防ぎようがない。

今のままでは「どうぞ不正を働いてください」といっているようなものだからだ。

2月28日に行われた「監視委員会」による磯村元史「回復委員会」委員長からのヒアリングでは、「回復委員会」が正確なデータに基づかないまま、他の選択肢を検討することなく安易に「救済策」に踏み切ったことが明らかになった。

もっとも切り替えの届けをしなかったことがすべて専業主婦の「自己責任」というのは酷だ。年金制度は複雑で理解が難しい。行政の広報も十分とはいえないからだ。

その意味で何らかの「救済策」は必要だ。不公平感を生まない方法として、例えば切り替え忘れによる未納期間の保険料をすべて追納できるように法改正し、できるだけ納めてもらう。払えない分は加入期間として認めるが、年金額に反映させない「カラ期間」という方式が考えられる。現に「カラ期間」は通常の国民年金の保険料免除などで行われている方法であり、現実的だ。

超党派の議員立法で取り組めば短期間で公平な救済策を実現できるだろう。

この問題を突き詰めると「本人からの届けがない限り何もしない」という役所の申請主義の弊害に行き着く。

いま政府で社会保障改革に関する議論が行われ、社会保障番号の導入はその議題のひとつだ。これが普及すれば、年金記録不備はいうに及ばず、「1号」への切り替え忘れも相当程度に防げるだろう。（2011年4月号）

これで不公平感を解消できるか——専業主婦年金「救済」

年金資格の変更を市町村に届けなかったために保険料が未納になった専業主婦（主夫）の救済問題について「社会保障審議会第3号被保険者不整合記録問題対策特別部会」は2011年5月17日、最終報告書をまとめた。厚生労働省はこれに沿った国民年金法改正案を今の国会に提出するが、真面目に保険料を払ってきた主婦の理解を得られるかどうか疑問だ。

会社員や公務員の夫に扶養される専業主婦は「第3号被保険者」と呼ばれ、国民年金の保険料を払わずに済むが、夫が退職した場合や、主婦自身の年収が130万円以上になると「被扶養者」ではなくなる。「被保険者種別」は「第1号被保険者」になり、保険料を払わなければならなくなる。

この切り替えを届けずに保険料未納になり、将来の年金額に影響するとみられる現役主婦は42・2万人、未納のまま本来よりも多い年金を既に受給している高齢主婦は5・3万人に達している。

救済策は、未納期間に応じて将来の年金を減額する一方、未納期間は年金額には反映しないが、年金受給権を得るのに必要な期間（25年）には算入する「カラ期間」の措置をとる。現役主婦は未納期間を短くして将来の年金額を増やせるように過去10年分の追納を認めるとともに、受給主婦も50~60歳に生じた未納期間分を追納できる。時効前の過去5年間の過払い分は、今後の年金額を減らす形で返還を求める。

未納の主婦が無年金になるのを防いで救済する一方、年金制度の公平性にも配慮して両立を図ろうとしたことは理解できる。

未納問題の背景には「届けがない限り何もしない」という役所の申請主義の弊害がある。「３号」から「１号」への種別変更を行うよう求める「勧奨状」の送付などの取り組みが十分ではなかったことや、種別変更をしない場合の将来の不利益を国民に十分に伝えなかった点については厚労省は十分に反省しなければならない。

とはいえ「種別変更」が必要になった主婦の95％はきちんと届けを済ましているのも事実だ。「ねんきん特別便」、「年金定期便」で自分の年金記録を確認する機会があることなどから、届け漏れの責任がある程度本人にあることも否定できない。国民健康保険（国保）の手続きと国民年金の手続きが連動しているため、普通は国保の加入手続きの際に国民年金の手続きにも気づくと思われ、保険料納付を逃れるためにあえて届けなかった悪質なケースもある。

真面目に保険料を払ってきた主婦にすれば、過払い分の返還が５年に限定されている点などは釈然としないだろう。

ところが民主党は厚労省の救済策を大幅に緩め、住民税非課税の高齢者の過払いは減額対象から除くことや、減額を基礎年金の１割以内にするなどの独自の救済案をまとめた。実施されると過払い者の9割が対象外になり、実質的にはほとんど返還を求めないことになり、モラルハザード（倫理観の欠如）が起きかねない。これで年金制度への信頼が保たれると考えているのか。

種別変更の届けをし、保険料をきちんと払ってきた主婦から保険料の返還請求訴訟を起こされたらどうするのだろう。

この問題は、直近の2年間の保険料を追納すれば、それ以前の未納分を帳消しにするという誤った救済策を国会審議・関連法の改正を全く行わずに厚労省内部の議論だけで決めたことにある。政治主導を掲げた長妻昭前厚労相など政務三役が救済の枠組みを決め、その指示を受けた厚労省「年金記録回復委員会」が了承し、それを受けて10年末に出された一片の課長通知による「運用」で11年1月から実施された。

ところが、すぐに政府内部で公平性を欠くとの批判が上がり、凍結された。

不可解なのは、この問題に関連して行われた処分である。細川律夫現厚労相らの給与返納はいいとしても、指示に従っただけの官僚までがなぜ懲戒処分の対象になるのか。誤った救済策を決めた前厚労相、それに賛成した「年金記録回復委員会」の委員である御用年金学者らが何の責任も負わないのは納得できない。不問に付す理由を民主党は明らかにする責任がある。「年金記録回復委員会」の委員は自主的に辞表を出すべきだろう。

誤った「政治主導」は行政の混乱を招く。都合が悪くなれば官僚に責任を押しつけるのが「政治主導」の本性かと問いたい。
年金、医療、介護など社会保障分野では、公平性の確保が何よりも求められる。その重要性を改めて認識させたといえよう。（２０１１年７月号）

全額税方式による給付は絵に描いた餅——民主党の「最低保障年金」

公表するかしないかで野党の自民、公明党とすったもんだしていた民主党の「新年金制度」に関する試算が２０１２年２月10月、とうとう明らかにされた。「新年金制度」の創設は、民主党が２００９年８月の衆院選の政権公約（マニフェスト）で掲げていた、いわば同党の〝看板政策〟の１つだが、その実現性には早くから疑問が投げかけられていた。公表された試算はその懸念を裏付けるのに十分である。

最初にマニフェストや、それを詳細に解説した「政策集 ＩＮＤＥＸ２００９」で民主党の年金政策をみてみよう。

要約すると▼年金制度を例外なく一元化▼すべての人が「同じ所得なら同じ保険料」を負担し、納めた保険料に応じて受給額が決まる「所得比例年金」の創設▼すべての人が「７万円以上」の年金を受給できる「最低保障年金」を創設▼「所得比例年金」を一定額以上受給できる人の「最低保障年金」を減額▼「最低保障年金」の財源として消費税5％相当分を全額投入し、年金財政を安定させる――となる。

これに沿って「所得比例年金」の保険料率は15％（労使折半で負担）と仮定し、2016年度より数10年かけて段階的に現行制度から新制度に移行を始めるとした場合、一体幾ら必要なのか。

「最低保障年金」の支給範囲によって4つのケースを示した。

このうち09年の衆院選時の年金改革案に最も近い基本ケースでは、全受給者のほぼ4分3に「最低保障年金」を支給する。

具体的には、「生涯平均年収」が260万円（現在の被用者、自営業者、無職者を合わせた現役世代の平均年収）までの人には満額7万円の「最低保障年金」を支給し、年収がそれを超えるに従って徐々に減額し、690万円で支給を停止する。

このケースは4案の中で最も支給対象が広い。言い換えれば最も多くの財源が必要で、55年度には38・7兆円、75年度には61・3兆円に達する。これを消費税で賄えば75年度で7・1％に相当する。

2月17日に閣議決定された「税と社会保障の一体改革」大綱では、消費税率を現行の5％から14年4月に8％、15年10月には10％への引き上げを盛り込んでいるが、「最低保障年金」の給付に必要な7・1％の引き上げはこれとは別なのである。

消費税率の引き上げ幅を抑えるために「最低保障年金」の支給範囲を狭くしたのが残りの3案だ。だが、夫婦2人のモデル世帯（夫の生涯平均年収520万円、妻ゼロ）の給付額を比べた場合、基本ケースでは現行制度を維持した場合の18万円を3・1万円上回る21・1万円なのに対し、他の3案では現行制度による給付額を下回る。それでも財源は消費税率換算で2・3%〜4・9%必要だ。しかも最も給付が手厚い基本ケースでさえ、生涯平均年収が400万円を超えると現行制度よりも受給額が減るなど、中間所得層には厳しい制度になる。

なぜこんな制度になるのか。それは「最低保障年金」の財源のすべてを消費税に求めるからである。膨大な財源が必要になり、抑制するには給付削減しかないのだ。

試算の結果は、際限ない増税のうえ、給付額が減るとの強い不安を国民に抱かせたことは間違いない。民主党が公表を拒否してきたのはそれを恐れていたからだろう。

「一体改革」による消費税率5%の引き上げ分のほとんどは、現行の社会保障制度を守るために使われ、今後一層求められる医療や介護などの充実や財政の健全化にほとんど回らない。にもかかわらず年金だけに今後、膨大な消費税財源をつぎ込むことはあまりにもバランスを欠いている。

民主党は「新年金制度」構想を潔く撤回すべきだ。現行の社会保険方式による年金制度を維持しながら低所得者対策を充実させる方が理にかなっている。

振り返れば、民主党のマニフェストは、子ども手当の縮小、高速道路の無料化断念、いったん中心した八ツ場ダム工事の再開など総崩れである。加えて、後期高齢者医療制度の廃止もほとんど可能性がない。「新年金制度」構想も問題だらけであることが明らかになった。これら一連の公約は、実現可能性よりも選挙対策としてのウケを狙って掲げてきたにすぎない。その破綻はもはや国民の目に明々白々だ。それでもメンツにこだわり実現不可能な公約にしがみつくのは見苦しいというほかない。(2012年4月号)

第４章【食品】

〈放射性物質と食品〉

徹底した除染と全量検査――３年ぶり出荷の「あんぽ柿」

干し柿の一種「あんぽ柿」の出荷が２０１３年12月から福島県で始まった。

11年３月の東京電力福島第一原発事故に伴う放射性セシウム（Cs）による汚染のため、県から「加工自粛要請」を受けて２年連続で出荷を中止、90年の歴史を誇る伝統産品が一時は消滅するのではとさえ危ぶまれた。その後、最大の産地である同県北部の伊達地方（伊達市、桑折町、国見町）で、Cs濃度の低い区域が「加工再開モデル地区」に設定され、生産を再開したのだ。

あんぽ柿は例年10～11月、原料の渋柿の皮をむいたあと、縄に取り付ける「連作り」をする。さらに酸化防止のために硫黄で燻蒸（くんじょう）し、自然乾燥、又は遠赤外線乾燥機で40～60日かけて乾燥させると出来上がる。12月～２月ごろ関東を中心に全国に出荷する。

国見町の松浦幹男さん（68）は、夏はモモ、冬はあんぽ柿を生産してきたが、原発事故後、あんぽ柿の方は中断していた。

再開を迎え「13年産の柿は豊作でモノがいい」と言う一方「2年間出荷停止したので市場に出しても消費者に受け入れてもらえるかどうか」と不安を隠さない。

同県の干し柿の出荷量は、事故前までは多い年で年間2000トン近くあり、長野県に次いで全国2位を堅持し、特に伊達地方で県全体の98％を占めていたが、事故後、伊達地方の出荷はゼロになってしまった。

伝統産品の歴史を絶やさないようにと、県は出荷再開に向けて周到に準備した。

放射性Csの低減策として伊達地方では11年12月～12年4月、高圧洗浄機で柿の木の樹皮を洗浄し、木によっては樹皮の削り取りもした。さらにCsが多く付着したとみられる木の高い部分の枝を切り落とした。除染したのは柿26万本のほか、モモ20万万本を含め約50万本。行政からの依頼で生産者らは3人編成の390班をつくり、延べ5万人の人海戦術で除染に臨んだ。

伊達市梁川町の宍戸里司さん（62）は「除染作業は気が遠くなるような作業で、個人でやっていてはめげてしまう。共同作業だからこそできた。除染した木の数があまりにも多いので〝あと何本残っているのか〟などと勘定しないようにしていた」と除染した柿の木の下でつらかった作業を振り返る。

原発事故後放置されていた各生産者のあんぽ柿の干し場の除染にも取り組んだ。生産者によって差がでないように、これも１班７人編成の84の清掃班をつくり、チェックシートに基づいて同じ基準で天井裏から柿吊り用のパイプ、床などを念入りに清掃した。

とはいえ、県は慎重を期し、13年度に加工再開できる畑を制限した。出荷可能な「モデル地区」は、原料の柿の幼果期の検査で１《キログラム》（kg）当たり10ベクレル（Bq）以下の畑が８割以上を占める区域に限定。さらに各区域内で生産を希望する農家の全畑について、原料柿を収穫直前に再度検査し、７Bq以下の畑に絞り込んだ。

厚生労働省の食品衛生法で定める一般食品の基準値「１００Bq以下」と比べて厳しいのは、生柿からあんぽ柿に加工されると水分が蒸発し、Cs濃度が４～７倍に濃縮されことを考慮したためだ。原発事故前には１０７０人いた３市町の生産者のうち「モデル地区」には７００人いたが、加工・生産を再開したのは８割強の５８０人。２割は生産を見送った。まだ将来への期待を持てないことなどが理由とみられる。

除染作業、原料柿を生産する畑を厳選したうえ、13年12月からダメ押しで始めたのが出荷前の「非破壊全量検査」だ。

運び込まれたあんぽ柿入りのビニール袋を８袋ずつケースに入れ、ケースごと検査機器に通し、あんぽ柿を潰さずに測定する。１箱の検査時間は80～１００秒。１台につき１日８時間稼働で３

００ケースの測定が可能。測定下限値は25Bq以下。測定誤差を考慮し、50Bq以上の表示がでると、生産者に戻さず、ケース単位で処分する。50Bq未満だと「検査済」のシールを張り、出荷する。健康に全く影響がないレベルだ。検査機器は伊達地方に12台導入した。

13年夏以降、たびたび福島県の農作物の除染対策や検査の現場を見学した。そのたびに思うのは、一般に思われている以上に安全対策が徹底的に行われていることだ。いたずらに「健康被害」を恐れ、福島県産の農作物を避ける前に、一度現地見学を勧めたい。「百聞は一見に如かず」だ。

（２０１４年2月号）

放射線リテラシーの欠如が招いた――「美味しんぼ」騒動

「怒り心頭です」――福島第一原発事故現場から20キロ県内に位置する福島県双葉郡川内村の遠藤雄幸村長（59）は役場会議室で筆者の質問に対し、即座に言い切った。

村長が矛先を向けたのは、週刊ビッグコミックスピリッツ（小学館）の人気漫画「美味しんぼ」の〝被ばく〟描写だ。

２０１４年4月28日発売号では、主人公の新聞記者山岡士郎が事故現場を取材して帰京後、突然鼻血を出す・・・。

診察した医師の「福島の放射線とこの鼻血とは関連づける医学的所見がありません」との否定的な見解を一応、紹介してはいる。だが、その後のストーリーの展開は放射線と鼻血との因果関係を強くにじませる。

例えば実名で登場した双葉郡双葉町の前町長井戸川克隆氏は「私も鼻血が出ます。福島では同じ症状の人が大勢いますよ。言わないだけです」と断定。5月12日発売号で「私が思うに、福島に鼻血が出たりひどい疲労感で苦しむ人が大勢いるのは、被ばくしたからですよ」と言い切る。

さらに同号で「双葉町の町民に福島県内には住むなと言っているのです」といえば、これまた実名で登場の福島大学の荒木田岳准教授は「福島を広域に除染して人が住めるようにするなんて、できないと私は思います」とエールを送る。

こうした描写に対し「風評被害や差別・偏見を助長する」との批判が相次いだ。

現在の福島の放射線量と鼻血の間に因果関係があるのか。前町長の言うように事故後に放射線の影響で鼻血が出た住民が本当に「大勢」いるのか。

当の双葉町は事故後、全住民が避難しているが、小学館に対し「原因不明の鼻血等の症状を町役場に訴える町民が大勢いるとの事実はありません」と抗議している。

この騒ぎで自民党の依頼を受けた相馬郡医師会（相馬市、南相馬市、新地町、飯館村）は管内の66医療機関を対象にアンケート調査を行い、事故後に鼻血の症状を訴える患者が増えたかどうかを聞き取りした。

それによると、回答のあった52医療機関のうち49機関は「増えていない」と否定。残りの3件は、「増えた」あるいは「鼻血の回数が増えた」と訴える患者がいたが、血小板が減るなどの被ばくとの因果関係を疑わせる所見はなかった、と答えた。

また4市町村が11~13年度に実施した健康診断の受診者延べ3万2110人の中にも、事故前と比べ鼻血が出るようになったと訴える人はいなかったという。

これらの調査結果からすると、前町長と同じ症状の住民が「大勢」いるという主張は説得力に乏しいと言わざるをえない。

福島大准教授の発言も度を越している。

住宅、道路、公共施設、農地などの除染作業が行われた結果、山間部、沼地など一部のホットスポットを除いて、現在の福島の空間放射線量は着実に下がってきている。

また、福島県産の農産物は厳格に検査され、国の基準を超す量の放射性物質はほとんど検出されていない。基準を超えた農作物は出荷が止められている。こんなことは福島県のHPを見れば一目瞭然である。

准教授は福島に勤務していてこれらのことを知らなかったのだろうか。

今、福島県民は徐々に落ち着きを取り戻しつつある。冒頭の川内村もその一つだ。既に半分の村民が帰村し、生活を再開している。それにいきなり冷や水をかけられたのだから村長の「怒り心頭」は無理もない。

「美味しんぼ」で作者や実在の人物が何を主張しようと「言論の自由」だが、裏付けがあいまいでは誤解を招く。福島県知事が抗議し、福島大学学長が准教授の発言は個人意見であり大学の見解ではないことをはっきりさせる見解を表明したのは、責任ある立場の人間として当然の対応である。

鼻血騒動が起きた背景には「放射線リテラシー」の欠如があるだろう。

川内村と同様に除染に取り組んでいる南相馬市の桜井勝延市長は3月末、筆者らとの懇談の席で、空間線量が十分に下がったのに戻らない住民が多いことを指摘。その大きな理由の一つとして、国が原発を推進するだけで放射線に関する教育をきちんと行っていなかったことを挙げていた。

「大勢」の住民が鼻血を出すほどの放射線量を浴びたかどうかを判断できる常識が国民の間に浸透していれば「美味しんぼ」問題は一笑に付されていただろう。（２０１４年8月号）

魚種、漁法、海域を限定して実施――福島の「試験操業」

2011年3月の東電福島第1原発事故による〝風評被害〟の影響を最も強く受けたのは福島県の第1次産業だろう。

それらのうち野菜、果物、米などの農産物は放射性物質の除染対策と並行して少しずつ生産・出荷量を増やしている。

だが沿岸漁業については、第一原発から放射性物質を含む汚染水が依然、海洋に放出されていることもあり、事故後3年半以上経過しても「操業自粛」が続いている。

こうした中で魚種などを限定した「試験操業」が始まり、全面操業の再開を視野に入れた準備が軌道に乗りつつある。

試験操業で活気を取り戻しつつある相馬市の松川浦漁港を訪れた。ここは県内の5漁協のうち試験操業に参加している3漁協の中で組合数、水揚げ量とも最大だった相馬双葉漁業協同組合の拠点だ。

ちょうど沖合底びき網漁船が試験操業を終えて帰港した直後で、水揚げされたミズダコ、マガレイ、アンコ、ヤリイカ、カナガシラなどを漁協組合員が威勢のいい声を上げながら魚種ごとに手際よく大きな入れ物に振り分けていた。組合員の表情は明るく、海に生きる者たちの意気込みを感じさせた。

同漁協の佐藤弘行理事長は試験操業の狙いについて「安全な魚介類を採り、それを仲介業者に引き取ってもらって流通に乗せ、販売ルートの回復を図るとともに、消費者の反応を見ることです」と語る。

遠藤和則部長は「試験操業が即、利益につながるわけではない」と補足する。

震災前、同県の水揚げ量は全国16位とほぼ中堅ぐらいだった。それが震災後は1～2％に激減した。大多数を占める沖合底びき網漁業を含む沿岸漁業が「操業自粛」を迫られたからだ。その状態は今も続く。

被害に遭った漁業者は東電から賠償金を貰って生活をしのいできたが、このまま自粛が続けば漁業自体がすたれてしまいかねないとの危機が高まった。

こうして試験操業は国や県などと協議して12年6月、相馬双葉漁協でヤナギダコなど3種に限定してスタート。13年10月にはいわき市、小名浜機船底曳網の両漁協も始めた。

ただやみくもに試験操業を始めたのではない。ちゃんとした科学的根拠があってのことだ。これまで178種類の魚介類について2万件を超すモニタリング検査を行った結果、①第1原発の南側、福島県沖の水深50メートルよりも浅いところに濃度の高い魚介類が多い②水深が深いほど高い濃度の魚介類が少なくなる③濃度が高かった魚種も長期的には低下傾向にある――などが分かってきたからだ。国の基準値である1キログラム当たり１００ベクレル（Bq）を上回る検体は震災直後には50％を超えていたが、最近では1％前後までに激減している。

試験操業はこうした事実を踏まえ、対象魚種、漁法、海域を厳格に定めたうえで、例えば底びき網は沖合に限定、沿岸域では第1原発から半径20キロメートル以内を除き、船びき網、かご、さし網、流し網に限定するといった具合だ。対象魚種は徐々に追加され14年10月現在、52種類まで増やされた。

安全性確認には特に力を入れ、水揚げした魚種ごとに、水揚げ直後に漁協の検査室でＮａＩ、ＣｓＩ検査機器を用いてスクリーニング検査を実施。25Bqを超えた場合、漁協近くにある県の施設で、より精度の高いゲルマニウム半導体検出器を用いて再度検査。国の基準の半分である50Bqを超えれば出荷を自粛、50Bq以下のものに限って出荷するという念の入れようだ。50Bqは消費者に安心感を持ってもらうための自主基準で、健康に全く影響ないレベルであることはいうまでもない。

ＮａＩ、ＣｓＩ検査機器とも検体となる魚介類を細かく切り刻んだあと専用容器に移して測定するが、いずれも1回の検査で20〜30分かかる。そこで今、10キログラムまでなら切り刻まずに2分間で検査できる「非破壊検査機器」の実証試験に取り組んでいる。試験操業の規模拡大に備えての試みだ。

14年10月公表の消費者庁の調査結果によれば、魚介類を含め「福島県産」の食品というだけで敬遠する国民は少なくない。それどころか増えている。だが、現地を訪れると県や漁協が水揚げする魚介類の安全確保、その確認検査のために莫大な費用と人手をかけていることが分かる。そうした取り組みを自分の目で確かめることで〝風評〟に惑わされないようにしたい。(2014年12月号)

いつから検査を縮小するか――福島県産農水産物の放射性物質の検査

東日本大震災及び福島第1原発事故から7年近く経過し、避難指示が今でも残るのは、第1原発のある双葉町、大熊町、浪江町などの「帰還困難区域」だけとなった。これと並んで福島県産の農水産物の放射性セシウム(Cs)濃度は現在、ほとんど事故前のレベルにまで下がっている。

そこで今、大きな課題になっているのは、一連の検査をいつからどのように縮小し、最終的にやめるかだ。そのおおまかな青写真をそろそろ示す時期が来ている。

福島県は「17―18年度はこれまで通りの検査態勢でいく。今後どうするかは十分に検討する。まだ縮小とか廃止とは決めていない」と慎重な言い回しに終始している。

検査対象の農水産物の中でも、検査の見直しの影響が最も大きいのは、全量全袋検査を行ってきた米だ。他の農水産物がサンプリング検査であるのと対照的である。米の検査だけで毎年50億円以上、12―16年度の5年間で312億円かかっている。

福島県は、米の検査をどうするかについて17年度から農家に聞き取りを始めた。今のところ「検査をしているから、逆に福島県産米は〝危ないからやっているのだろう〟と思われ、いつまでたっても〝風評被害〟が解消されない」として検査中止を求める声がある一方で「除染した水田で栽培・収穫した米をさらに検査して安全性を確認しているからまだ売れる」と検査の継続を求める意見も根強い。

意見が分かれ、なかなかまとまらないだろうが、両者とも米の安全性は確保されているという点では一致している。

全量全袋検査は、県内の農協など172カ所に配置された202カ所のベルトコンベアー式の検査機器で12年4月から始まり、1時間当たり120袋（1袋30kg）のペースで放射性Cs濃度を測定。国の基準値（100Bq／kg）を下回ったものだけを合格としてすべて「識別番号」付きの「検査済ラベル」を張り付けて出荷する。「番号」は県が一元的にコンピューター管理し、後日、遡及調査ができるようにしてある。

不合格の米袋は廃棄され、その分は東京電力への賠償請求の対象になる。

検査機器は医療用の画像診断装置を応用したもので、わが国の高度な技術基盤があったからこそ震災後わずか1年で、世界で類を見ない盤石の検査が可能になった。その点は高く評価できる。

この態勢で12―16年に毎年1000万袋以上を検査してきた。仮に1年間に検査した米袋(縦63㎝)を縦に並べたとすると、福島―インドネシアの首都・ジャカルタ間(約6000㎞)よりも長い。

検査の結果、国の基準値を超えたのは12年71袋、13年28袋、14年2袋、15―16年はゼロ。14年の2袋は、国や県が放射性Csの吸収抑制策としてカリウム肥料の散布を指導していたのに、特定の農家がそれを守らず手を抜いていたことが原因だと分かっている。

これだけ安全性が確認されているのに「福島県産米は流通には乗っているが、福島県産というブランドが表示できない。業務用としては売れるが、安く買い叩かれる」と県の担当者は嘆く。

筆者は大学の講義の一環として「食品と放射性物質」について取り上げてきた。講義の初めに「これから、除染対策を施し、確認検査をして出荷される福島県産の農水作物は世界で最も安全であることを説明します」と言うと以前は一斉にどよめく声があがった。しかしきちんと論理立てて説明すると、講義の終りには若い学生たちのほとんどは正確に理解してくれる。それは彼らのレポートにはっきり表れている。

ところが、安全な米を出荷するために福島県の農家、行政が行ってきた地味な努力、徹底した全量全袋検査の実態は福島県以外ではほとんど報道されてこなかった。

それどころか、いつまでも「まだ安心できない国民がいる」との紋切型の記事、原発事故と原爆を意識的に混同させて不安感を煽る記事が大手を振っている。特定の新聞にこの傾向が強い。まるで「Cs濃度が下がっては困る」とでも言いたげな記事さえ見られる。そんな中で原発事故関連の報道量が減ってきて〝危険〟という刷り込みだけが残ってしまったのが今の状況だ。〝風評被害〟の拡散させたまま放置している特定メディアの責任は大きい。メディア出身の筆者としては忸怩たる思いである。（2018年1月号）

〈遺伝子組み替え（ＧＭ）作物〉

ＧＭ作物は〝悪者〟なのか？――フィリピンでは

遺伝子組み換え（ＧＭ）作物について、わが国では健康被害を懸念して反対の声が強く、商業栽培は行われていない。だが、多くの国で商業栽培が行われ、わが国への輸入作物の中にも既に相当量含まれている。アジアで唯一、ＧＭトウモロコシを栽培するなどＧＭ作物の普及に熱心なフィリピンの現状を２０１４年２月、視察した。

ルソン島北部、首都マニラの北約３３０㎞に同国第２位の広さのイザベラ州があり、中央に国内最長のカガヤン川が流れる。

その両側の大地にＧＭトウモロコシ畑が広がる。国内のＧＭトウモロコシの４割近くがこの州で収穫される。いずれも殺虫剤を大幅に減らせる「害虫抵抗性（Bt）」、除草剤をかけても枯れない「除草剤耐性（Ht）」の両方の性質を持つ品種だ。

地元の農家ジュント・ベルナルドさん（45歳）は「以前は非ＧＭトウモロコシを栽培していたが、手作業で雑草を刈っていたため手間がかかり、害虫にも悩まされ、２㌶しか管理できなかった。２００５年にＧＭ栽培を始めてから省力化できるようになり、そのうえ収量が増えるなど余裕が出てきた。そこで畑を少しずつ買い増した。現在自分の畑は10ヘクタールある」と笑顔で語る。

フイリピンの農業従事者1人当たりの平均の栽培面積1・5～2ヘクタールをはるかに上回る。

全土の農地のうち半分近くが非GM、GMを合わせたトウモロコシ畑で占められる。国全体のトウモロコシの生産量は、10年前に比べ13年は1・6倍に増えたが、その間、栽培面積はほとんど変わらない。単位面積当たりの収量が増えたのだ。それを支えているのが03年から栽培が本格化したGMトウモロコシということになる。

これらのGMトウモロコシは、飼料用のイェローコーンと呼ばれる種類だが、13年からは食用のホワイトコーンでもGM種子による栽培が始まった。

フイリピンバイオテクノロジー連合（BCP）の担当者は「12年にトウモロコシの自給化を達成し、飼料用を輸入しなくて済むようになった。13年には初めてGMトウモロコシを韓国に輸出するまでに国内の生産量が増えた」と胸を張る。

マニラの南東65キロのロスバニョスにある「国際稲研究所」（IRRI）は1960年に設立されたアジアで最古・最大の農業研究所で日本を含め34カ国から研究者が来ている。ここが今、注目を集めるのは、世界初のGMイネ「ゴールデンライス」（GR）の試験栽培を終え、早晩、実用栽培の申請を政府にするとみられるからだ。

ブルース・トレンティーノ副所長は「貧しい国ほど主食は米に依存している。貧困と飢餓を減らし健康を維持するには米の栄養価を高める必要がある」と強調。その切り札としているのがGRだ。ビタミンAの前駆物質・ベータカロチンをつくるトウモロコシの遺伝子が組み込まれている。

ビタミンAの不足は緑色野菜や動物性食品、サプルメントで補えるが、貧しい国の人々ではその経済的余裕がない。不足すると免疫力の低下や失明を招く。アフリカでは小児の最大の失明原因とされる。

だが、GRを食べることでその予防ができることが分かっている。

インドから来ているラジット・チャダ・モハンティ博士は「ご飯1食で1日に必要なベータカロチンの半分を摂取できる」という。GRの特許はIRRIにあり、研究成果は他国にも供与され、バングラディシュ、インドネシアでも近々、実用栽培申請の動きがある。

GM作物に反対のグループは、安全性に問題があることを示す研究が数多くあると主張するが、GM作物が原因の健康被害が認められた信頼に足る研究はこれまで世界中で1件も報告されていない。

農業の比重が高いフイリピンが国家財政を圧迫する飼料用トウモロコシの輸入を減らし、自給体制を確立するためにGM栽培を推進してきたからといって反GM団体から非難されることだろうか。GMの普及で豊かな農家が増えた。それにより、この国の農業全体が活気を帯びてきた側面を忘れてはならない。

貧しい国の子どもたちを失明から守るために、安価で確実な方法が実用化されようとしているのに、あいまいな「危険性」を理由に反対するのは、「飽食」に慣れた先進国の反ＧＭグループの思い上がりだろう。

ＧＭ作物の栽培、研究の現場を視察して、そんな感想を持たざるをえなかった。（２０１４年５月号）

20年間・３億人に見られぬ健康被害——米国のＧＭ作物栽培

わが国では遺伝子組み換え（ＧＭ）作物への風当たりが依然として強い。健康被害などへの懸念からだ。だが本当に危険なのか。１９９０年代半ばに米国を中心にＧＭ作物の商業栽培が始まって以来、根拠が裏付けられた健康被害は世界中で1件も確認されていない。にもかかわらず、なぜ日米でＧＭ作物の受け止め方がこれほどまで違うのか。そんな疑問を抱いて、米国中部のミズーリ州のセントルイスを拠点に、ミズーリ、イリノイ両州の穀倉地帯でＧＭ作物の栽培の現状を視察したほか、研究者の意見を聞いた。

ミズーリ州東端のセントルイスから北西へ約80キロメートル。ウェンツビルの農家マーク・スコットさん（49歳）の農場を訪ねた。祖父の代からの専業農家といい、農地の広さは１６００エーカー（約６５０ヘクタール、１エーカー＝０・４０４７ヘクタール）。日本の農家とは規模が違う。セントルイス近郊では普通の広さだが、同州全体では狭い方だという。

現在栽培しているのは、大豆とトウモロコシがほぼ半々。いずれも害虫抵抗性（Bt）と除草剤抵抗性（Ht）のＧＭ作物だ。１９９６年にHtのトウモロコシの種子が市場に出回り始めたときから自分たちもＧＭ作物の栽培に取り組んだ。

「ＧＭ作物の種子を使うことに不安はなかったか」と聞くと即座に「全くなかった」との返答。ＧＭ作物の栽培を始めてから農薬の使用量が大幅に減った。雑草を刈ったり、農薬を散布したりする手間も減り、25年前と比べると同じ面積で今は2倍の収穫がある」という。日本でＧＭ作物の商業栽培が事実上できないことを伝えると「ＧＭも非ＧＭも全く変わりはないが……」と、とまどいの表情を見せた。

セントルイスの北約１７０キロメートル、イリノイ州のほぼ中央に位置するフランクリンのビル・ロングさん（58歳）は２５００エーカー（約１０００ヘクタール）を耕作するが、この付近では平均的な広さだ。ビルさんは2代目。次男のブレイルさん（33歳）と2人で取り組む。２０１４年はＧＭ大豆１４００、ＧＭトウモロコシ１１００エーカーを栽培している。

「ＧＭ作物は15年前から栽培しているが、最初から不安はなかった」と、ビルさんも先のスコットさんと変わらぬ答えだった。

非ＧＭからＧＭに変えた理由について、畑に農薬が残留しないことや、収穫が増えることなどの利点を挙げる。１９８０年に農業を継ぐ前までは化学関係の企業に勤めていた。「農薬の大量使用の方がよほど危ない」と強調することを忘れない。

「子どものころはいつも雑草刈りを手伝っていたが、今はその必要がなくなり、自由時間が増えた」と喜ぶ。「ＧＭに変えたことだけが理由ではないが、ＧＭにしてから経営規模が拡大できた」とも言う。

米国社会がどのようにＧＭ作物を受け入れてきたのか。バイテクを中心とした農業技術に詳しいイリノイ大学のロバート・トンプソン教授は「ＧＭ作物が最初に登場したとき、新しい育種の１つということで消費者は反対しなかった。今の方が反対は多い。当初、ＧＭ作物について最も関心が高かったのは安全性や健康問題ではなく価格だった。最初は種子代が高かったのでむしろ農家が反対した。価格が下がるとともに急速に農家と消費者に広がったと説明。「米国では政府の食品安全規制に対して国民の信頼が高い」ことを強調する。

日本で起きているようなＧＭ作物反対運動を克服したことが現在の普及をもたらしたのではなく、最初から反対運動がなかったというのは意外だった、

バイテクの安全性について30年以上を研究してきたカリフォルニア大学のアラン・マクハゲン

教授は「全米科学アマデミーをはじめ米国の科学、医学界でGM作物の安全性に否定的な見解は現在、全くない。過去には安全性を否定する幾つかの論文が出されたが、その後すべて否定された」と断言。これが国民に広く浸透しているという。

米国の人口は現在3億1千万人。飼料や加工食品の原材料としてGM作物がこれだけ多くの米国民に20年間、健康被害もなく受け入れられてきた事実は重い。

わが国ではGM作物への反対を叫ぶほどもてはやされるが、「国民の不安」が事実としても、それを取り上げるだけでは公正さを欠く。反対の背後には特定団体の利益誘導も見え隠れする。賛否が分かれたGM作物の安全性論議の袋小路から抜け出すのに必要なことは、科学的事実を踏まえた冷静な判断である。（2014年10月号）

百聞は一見に如かず――わが国で唯一公開の茨城県・試験圃場

2017年8月のある暑い日、茨城県稲敷郡河内町にある日本モンサント社（東京都中央区）の試験農場で開かれたメディア向け見学会に参加した。

この農場では遺伝子組み換え（GM）トウモロコシと大豆が栽培されている。

わが国では内閣府・食品安全委員会、厚労、農水省の政府三機関で国際基準などに基づいて安全性が確認されたGM作物を商業栽培するのは法的には問題ない。

だが商業栽培には反対の声が根強く、実際には行われていない。北海道のように条例で実質的に栽培を禁止している自治体もある。国内ではわずかに研究用の試験栽培が行われているに過ぎない。モンサント社の試験農場はその一つだ。

農場の周囲はネットで囲まれ、GM作物反対派らが不法侵入して栽培中のGM作物を引き抜かないように警戒し、異常事態が発生するとただちにセキュリティ企業へ自動的に通報される態勢をとっている。

ここで栽培中のトウモロコシは「害虫抵抗性」、ダイズは「除草剤耐性」だ。

トウモロコシには土壌微生物由来の殺虫タンパク質（Btタンパク質）をつくる遺伝子が組み込んであり、これが発現して害虫による食害を防ぐ。これにより殺虫剤の使用量や散布に必要な労力の削減、食害による収量減を抑えることができる。

GMトウモロコシの隣には非GMトウモロコシを栽培してある。農場の責任者がGM、非GMのトウモロコシをそれぞれもぎ取って、さらに中を割って見せてくれた。GMの方は内部まで鮮やかな黄色を呈していたが、非GMには害虫・アワノメイガが奥深く侵入して食い荒らした跡が黒い筋状に残っていた。これが商業栽培なら出荷できないことは明白だった。

除草剤の中の「ラウンドアップ除草剤」（有効成分グリホサート）を散布するとすべての草類が

枯れる。ＧＭダイズは除草剤の影響を受けないよう遺伝子組み換え技術で品種改良されている。この品種を栽培する際、除草剤を散布すれば雑草だけ枯れ、ダイズは成長する。この結果、除草剤散布に伴うコストや労力が削減され、土中の栄養分がダイズに行き渡り収量が増加する。

ここでもＧＭと非ＧＭダイズが隣り合わせで栽培されている。どちらの収量が多いか一目瞭然だ。現在、世界で栽培中のダイズの８割はこのＧＭ品種である。

見学会終了後、試験農場で収穫されたＧＭトウモロコシの試食会もあった。メディア10数人のほか農場近くの一般農家からも約10人の希望者が出席。いい具合に蒸されたホカホカのＧＭトウモロコシを何の抵抗感もなくおいしそうに頬張っていた。

念のために断っておくと、筆者は日本モンサントとの利害関係は一切ない。ＧＭ作物の安全性の宣伝を依頼されたわけでもない。以前、東京新聞・中日新聞論説委員時代に米国大使館でＧＭ果実を振る舞われたことはあるが、ＧＭ作物の商業栽培ができない国内ではそれらを口にする機会はまず皆無。せっかくの機会だから参加したに過ぎない。

筆者は東京新聞を退職後、大学に籍を移した。そこで担当してきた科目の中でリスク論も扱ってきた。東日本大震災に伴う東電原発事故を踏まえた「放射性物質と食品」については「世界で最も安全な食材は、放射性物質の除染対策を施したうえで確認検査して出荷されている福島県産である」と一貫して主張してきた。はじめは半信半疑だった学生も講義が終わるころにはほとんど理解してくれるようになった。

GM作物の安全性についても十分に説明したつもりで、大半は理解してくれるが、それでも「放射性物質」ほどではない。GM作物が日常生活であまり意識されないためだろう。（意識していないだけで実際には十分に食べているのだが…）。

講義を担当していて経験上いえることは、生物系の学生を除けば、学生がGM作物についての知識を座学や書物だけから得ていると安全性や有用性への確信は持ちにくい。広範に流布している「危険情報」の方が刷り込まれやすいようだ。学生に対しては「GM作物の良し悪しを問う前に、まず実際の栽培現場を見たらどうか」と勧めてきた。今回のメディア向け見学会とは別に一般向けも毎年何回か開かれている。ことしは４人の学生が参加した。今のところ否定的な感想は聞いていない。（２０１７年10月号）

〈牛海綿状脳症（ＢＳＥ）〉

民主党はＢＳＥ政策の誤りを認めよ――「人事」介入と「全頭検査」への固執

牛海綿状脳症（ＢＳＥ）の発生を受け、米国、カナダ産の輸入牛肉を月齢20カ月以下に規制していることについて、政府は２０１１年10月、見直すことを決めた。

既に厚生労働省の薬事・食品衛生審議会分科会で議論を始め、年内に内閣府食品安全委員会に牛肉のリスクについて再評価を審問する。12年前半には規制緩和に向けた答申が出るのがほぼ確実と見られる。

月齢20カ月以下に限定された輸入は、05年12月から実施された。

わが国では01年9月に千葉県で初の感染牛を確認後、わずか1カ月後からすべての牛について感染の有無を調べる「全頭検査」を始めた。03年12月、米国でのＢＳＥ牛発生後、政府は輸入を全面停止。２年後に再開した。その際の「月齢20カ月以下」という条件は検査の検出限界がその付近にあるのがわかってきたことに加え、当時、国内で最も若いＢＳＥ感染牛が月齢21カ月だったことも考慮して決められた。その後、背骨の混入など輸入条件の違反が相次ぎ輸入が再度停止されが、再々開されている。

この間、各国とも牛肉の安全性を著しく向上させた。食肉処理の過程で発生する骨、皮、肉など残渣から製造される飼料である「肉骨粉」の使用禁止、BSEの病原体である「異常プリオンタンパク質」が蓄積する脳や脊髄など特定危険部位（SRM）のと畜場での除去・焼却などを徹底した結果、世界的にBSEの発生は激減。01年に世界で2215頭を記録した感染牛は10年にはわずか45頭にまで減った。

これを受けて「国際獣疫事務局（OIE）」はBSEの「リスクを無視できる国」としてオーストラリア、ニュージーランドなど15カ国、「リスクが管理された国」として日本、米国、カナダなど32カ国をあげている。並行して各国のBSE検査体制は緩和され、EU諸国の多くが対象月齢を30カ月超から72カ月超に引き上げ、米国、カナダでは月齢制限を撤廃している。

わが国でも月齢20カ月以下では感染リスクがまずないと思われることなどからBSE検査は不必要とし、地方自治体への検査キットの国庫補助を08年8月以降、打ち切ったが、20カ月超えには依然として検査を求めて国庫補助を続けてきた。輸入牛肉についても20カ月超えは認めず、依然として世界で最も厳しい規制を続けてきた。

だが、肉骨粉の禁止とSRM除去で牛肉の安全が確保されるというのが世界の常識になりつつある現在、規制方法を科学的知見に基づいて緩和し、国際基準に近づけるのは当然である。当面は検査対象を月齢30カ月超えまで緩和することが議論の的になるだろう。21カ月の感染牛についてその後長期間感染実験をした結果、感染性がないことが判明したことも見直す有力な根拠だ。福島原発事故で日本の農産物に対する風評被害が広がったことに対し、日本政府が相手国に科学的根拠に基づく対応を求める以上、相手国からも牛肉の輸入規制の科学的根拠を要求されても仕方がない。

政府の見直しの方針には異論はない。とはいえ民主党はその前に反省すべきことがある。09年6月、当時野党の民主党など四党が参院で、食品安全委員会の新しい委員長に予定されていた吉川泰弘東大教授の委員就任に反対し、人事案を否決したことだ。

吉川氏が05年当時、安全委の下部機関であるプリオン専門調査会座長として輸入再開に道を開く答申をまとめたことを理由に民主党は「評価の姿勢に問題がある」と反対した。だが当時、日米摩擦を懸念する政府内で早期輸入再開を求める声が大きくなる中で、吉川氏は輸入再開にはあくまで科学的根拠が必要という立場を崩さなかった。評価されてこそしかるべきなのだ。

民主党などによる人事案の否決は見当違いの言いがかりに等しい。普段、政治に口を出さない日本学術会議が会長名で「リスク評価の独立性と中立性も損なわれ、食品の安全を守る上でも大きな障害」と異例の批判的な談話を発表したのはこのためだ。

当時の民主党は政権交代を果たす09年8月の総選挙に向けた政策の中で「08年に打ち切られた全頭検査に対する国庫補助金」の復活を掲げるなど最後まで「全頭検査」に固執していた。科学を否定する大衆迎合主義で票を集めようとしたのだろう。
輸入規制見直しの前に、自らの政策の誤りを認め、国民に謝罪すべきである。（２０１１年12月号）

米国産輸入牛肉の月齢引き上げへ――国産牛の検査体制も緩和

日米貿易の懸案になっていた米国産牛肉の輸入問題がようやく決着する見通しが出てきた。内閣府の食品安全委員会が２０１２年10月22日、現在、「月齢20カ月以下」とされる輸入対象の牛肉を「月齢30カ月以下」まで緩和しても「人へ健康影響は無視できる」などとする食品健康影響評価をまとめ、厚生労働省に答申したからだ。11年12月、厚生労働省が諮問した内容を追認したといえ、答申を受け厚労省は輸入緩和に向けた省令等の改正手続きを始めた。

答申は、国内で流通する牛肉を対象にした「国内措置」と、米国のほかカナダ、フランス、オランダからの輸入牛肉を対象にした「国境措置」に分かれている。

「国内措置」では、ＢＳＥの病原体である異常プリオンタンパク質の有無を調べる検査対象月齢を現行の「20カ月齢超」から「30カ月齢超」へ緩和する。「国境措置」では輸入対象月齢を現行の「月齢20カ月以下」から「月齢30カ月以下」に改める。また、国産、輸入牛肉の双方とも、扁桃を除く頭部、脊髄、脊柱など異常プリオンが蓄積しやすい「特定危険部位（ＳＲＭ）」の除去対象の牛をこれまでの「全月齢」から「30カ月超」以上に緩める。

現在の規制と緩和した場合とのリスクについて「リスクの差は、あったとしても非常に小さく、人への健康影響は無視できる」と最終的に判断した。

規制緩和は、ＢＳＥ発生後、国内外で有効な対策がとられ、牛肉の安全性が著しく高まったことが背景にある。

牛や豚などの家畜を解体するときに発生する、クズ肉や骨など食用にならない部分を化成処理したあと乾燥・粉末にした「肉骨粉」を飼料として使用することの禁止、ＳＲＭの除去・焼却が徹底した結果、01年に世界で２２１５頭確認されたＢＳＥ感染牛は11年末には29頭にまで減った。

わが国でも01年９月に感染牛を千葉県で初めて確認後、12年末までに１４００万頭近く検査したが、09年２月までに36頭の感染牛が確認された後、新たな発生はない。牛の出生年月日の管理が徹底した結果、02年２月以降の出生牛には感染牛が見つかっていないことも分かっている。

こうした中で、国によって幅があった検査体制・ＳＲＭの範囲が次第に収斂に向かっている。獣畜・家禽等の疾病に関する国際組織である「国際獣疫事務局（ＯＩＥ）」はＳＲＭの範囲について「30カ月齢超の脳、目、精髄、脊柱、頭蓋骨、全月齢の扁桃、回腸遠位部」と提示しており、「国境措置」の対象となった米国など４カ国は概ねこれに近い規制になっている。

世界一厳しい規制をしてきたわが国も、飼料規制などによる効果が確認できた現在、規制を緩めるのが理にかなっている。

わが国が検査対象を「20カ月齢」で線を引いてきたのは、国内で21、23カ月齢の感染牛が確認されたことがあるからだ。

だが、21カ月齢の感染牛は異常プリオンの蓄積量が他の感染牛の0・1％で、その量では感染性がないことが動物実験で確認された。23カ月齢の感染は従来の異常プリオンとは分子量が異なる「非定型」だが、これも感染性が確認できなかった。

これにより「20カ月齢」に固執する根拠がなくなったのは確かだ。

BSE検査は当初、全月齢を対象にした「全頭検査」を行い、その後、国は20カ月齢以下については不要と判断して都道府県への検査費用の国庫補助を打ち切ったが、全都道府県が今も「安心」を理由に全頭検査を独自に続けている。20カ月齢では検査しても感染の有無が確かめられないことが実証されている以上、税金の無駄を除くためにも全頭検査はやめるべきで、政府は若い牛のBSE検査は無意味であることを国民に周知しなければならない。

ただ、今回の規制緩和に対して反対もある。BSE牛発生でいったんストップした米国産牛肉が輸入再開されたあとも輸入条件違反が相次いだことなどから不信感が払拭されていないのだ。政府は規制緩和後も輸入条件の順守についての検査はきちんと行い、国民の信用を得る努力をすべきだ。

牛肉の規制緩和問題がこの時期に浮上したことについて、「環太平洋経済連携協定（ＴＰＰ）」へ参加する交渉のために米国に譲歩したのでは、との見方もある。この点についても国民に説明する必要がある。（２０１３年２月号）

やっと終わった「ＢＳＥ全頭検査」――福島・食品中の放射能検査は？

牛海綿状脳症（ＢＳＥ）にかかっているかどうかを調べる「全頭検査」が２０１７年４月からようやく廃止された。01年10月に開始以来、15年半ぶりである。この間、税金の無駄遣いが延々と続けられてきた。その反省は今後生かされるのだろうか。

ＢＳＥを引き起こす病原体である「異常プリオン」に感染した牛が千葉県において国内で最初に確認されたと発表されたのは01年９月10日（米国同時多発テロの前日）だった。国民の間でパニックが広がり、政府は、と畜するすべての牛について検査をする「全頭検査」を同10月18日から始めた。

「全頭検査」はその後、17年３月末まで続いたが、陽性牛は09年１月を最後（36頭目・１０１か月齢の死亡牛）にその後確認されず、生年月でみると02年２月以降生まれの牛からは見つかっていない。

こうした中で検査の見直しの機運が徐々に高まり、05年8月、検査対象を従来の「全月齢」から「21か月齢以上」に引き上げたのを皮切りに、13年4月に「30か月齢超」、同7月に「48か月齢超」と、段階的に引き上げ、検査対象を縮小していった。

そのうえで厚生労働省は15年12月、内閣府食品安全委員会に対し「健康など畜牛」についての検査の廃止について諮問、委員会は16年8月、「現在、と畜場において実施されている、食用にと畜される48か月齢超の健康牛のBSE検査について現行基準を継続した場合と廃止した場合のリスクの差は非常に小さく、人への健康影響は無視できる」と答申した。これを受けて厚労省は17年2月、関係省令を改正。同4月から24か月齢以上で足がふらつくなど運動障害や知覚障害、全身症状が見られる場合を除き、検査をすべて廃止した。これでようやく国際基準と肩を並べた。

わが国の感染牛はBSE対策を実施後、欧州諸国と比べ桁違いに少ない36頭で済んだ。だがそれは世界で例を見ない厳しい「全頭検査」を続けたからではない。

海外での経験から、BSEの感染を絶つには①牛の肉など人間にとって有益な部分を取り除いた後の〝屑〟に当たる「肉骨粉」を牛の飼料としての使用することの禁止②プリオンが蓄積しやすい脳や脊髄、脊柱、回腸など「特定危険部位」（SRM）」の除去――であることは既に分かっていた。

これに踏まえわが国の対策も当初から肉骨粉の飼料利用の完全禁止、ＳＲＭの除去・焼却が基本であり、感染牛が少なかったのは、それらが徹底して行われたからだ。「全頭検査」はそのダメ押しに過ぎなかった。

当時、坂口力厚労相は「本来必要ないが安心のために行う」と明言していた。だが、この発言は全国的なパニックの中でほとんどかき消され多くの国民は「全頭検査をしているから安全」と思いこんでしまった。

科学的には「肉骨粉の禁止」「ＳＲＭの除去」で安全が保障されているとはいえ、「全頭検査」で安全を保障していると説明した方が聞こえはいい。それによってパニックが収まったのは確かだった。それゆえ政府はその誤りをいつまでも正そうとしなかった。これが後々まで尾を引くことになった。混乱を収拾するために方便で言ったことが多くの国民に刷り込まれてしまい、いざ「全頭検査」をやめようとしても「全頭検査」への誤った過信が障害となり、できなくなってしまったのだ。

厚労省は05年に検査の義務対象を「21か月齢以上」としたが、従来通りの検査を求める圧力に押され、希望自治体には3年の期限付きで費用を全額補助。08年にやっと補助金を打ち切ると、今度は自治体が独自予算で続行。科学的に無意味な検査全国がズルズルと続けられた。

さいわい4月からの「全頭検査」の廃止に対して反対の声はほとんど聞かれなかった。これ自体は歓迎すべきことだが、懸念されるのは科学的評価の結果、検査なしでもリスクは変わらないことが国民の間に浸透したためではなく、単に感染牛が見つからなくなり、世間の関心が薄れただけではないかということだ。

ＢＳＥと同じような問題がすぐ次に控えている。東電福島第一原発事故による食品中の放射性物質の濃度測定だ。一部の農林水産物を除き国の基準値を超すことがなくなった現在、科学的には検査態勢の縮小が望ましい。無用な検査を延々と続けたＢＳＥ問題の轍を踏んではならない。

（２０１７年７月号）

〈健康食品〉

「健康食品」は「健康」に必要か――消費者の誤認を防げない分類と表示

テレビ、インターネット、雑誌、新聞などで「健康食品」の広告・宣伝を目にしない日はほとんどない。市場にもさまざまな「健康食品」があふれている。本当に効果があるのか。中には怪しげなものもあるが、その怖さは意外に知られていない。

２０１６年３月、「くすりの適正使用協議会」（一般社団法人）は興味あるデータをまとめた。同年２月に全国の20―70代男女６００人（各年代１００人ずつ）を対象にインターネット調査した結果だ。

その中で「健康食品に副作用はない」との回答は56％に達した。「健康食品と医薬品の併用を医師や薬剤師に一度も「伝えたことがない」」のは51％。「健康食品の摂取目安量」について「知らない」と「気にしたことがない」を合わせると70％。「健康食品」を選択する際、商品広告に掲載されたグラフを見て「効果があると感じ、飲んでみたいと思う」のが40％いた。

「健康」という言葉に引きずられるためなのか、「健康食品」への消費者の無警戒ぶりが明らかになった。もっともこれを消費者のせいにするのは無理がある。そもそも「健康食品」の分類や表示の意味が極めて分かりにくいからだ。「健康食品」には法令上の定義がなく「健康食品」からどんなイメージを抱くかは消費者任せになっている。

こうした曖昧な状況を少しでも正そうと、「健康食品」の中で国が要件を定めて機能表示を許可している「保健機能食品」は「特定保健用食品（トクホ）」、「栄養機能食品」、「機能性表示食品」の3種類。これ以外の「いわゆる健康食品」は機能表示や健康の保持増進効果などの誇大広告が禁止されている。言い換えれば「保健機能食品」以外のサプリメント、栄養補助食品など「いわゆる健康食品」は日常口にする一般食品と同じ扱いなのだ。

だが、消費者がこんな区別を性格に理解できるだろうか。こうした消費者の不案内につけ込んだ不当表示は後を絶たない。16年になってもライオンが「トマト酢生活トマト酢飲料」と称するトクホを摂取するだけで高血圧の改善効果があるような誇大広告を新聞に掲載、消費者庁から改善勧告を受けた。アサヒ食品は「スリムオーガニック」と称するサプリを摂取するだけで著しい痩身効果があるかのような表示をし、改善の措置命令を受けた。

これらは氷山の一角だろう。「健康食品」の広告では著名人を登場させ、もっともらしい体験談を紹介することが少なくない。しかもしばしばルーペがないと読めないような小文字で「お客様個人の感想」と断っている。効果を巡って客とトラブルが起きたときに備えての〝予防線〟だろう。消費者の側も予防対策として、広告に「個人の感想」とあれば「効果なし」と判断するだけの常識を身につけたい。

冒頭の「協議会」の調査に先だち内閣府・食品安全委員会は15年12月、『いわゆる「健康食品」について』と題したＡ４版の冊子を公表した。この中の「健康食品」についての「19のメッセージ」は食品や医薬品の知識に乏しい消費者にも分かりやすく書かれ、一読の価値がある。かいつまんで紹介すると①「健康食品」でも安全とは限らない②「天然」「自然」などのうたい文句は科学的に安全を意味しない③「健康食品」は医薬品並みの品質管理がされていない④「健康食品」は医薬品の代替えにはならない⑤病人が摂ると逆に病状が悪化する「健康食品」がある⑥「健康食品」の対象者は多くの場合、健康成人⑦「体重を減らす効果をうたう健康食品」（いわゆるダイエット食品）は有害物⑤「健康寿命の延伸」効果が実証されている食品はない――などだ。

同委員会は「健康食品」に関する説明会の中で「日本のような（きちんとした食事が摂られている）国ではサプリの補給は健康にプラスの作用をもたらさない」とまで言い切っている。これに尽きるだろう。

「保健機能食品」の中の「機能性表示食品」は15年４月から始まった。これにより「保健機能食品」は屋上屋を重ねて一層分かりにくくなった。「機能性表示食品」制度の新設は安倍政権の成長戦略・規制緩和の中で出てきた経緯があり、「トクホ」と違って国による安全性や有効性の審査は全く行われず、企業の届けだけで済む。このため「機能性表示食品」は一体だれのための制度かと前から批判があった。消費者の〝誤認〟を防げないような現行の分類や表示方法は根本的に改める必要がある。（2016年7月号）

第５章【その他】

厚生省は「倫理」と「誇り」を取り戻せ――厚生事務次官汚職

東京・霞ヶ関には20を越す中央官庁があるが、厚生省が１９９６年ほど注目された年はなかっただろう。それは一つには、菅直人前厚相の登場で薬害エイズの真相の究明が進んだように、有能な政治家が一人でもいれば、自ら信じる理念の実現に向けてどれだけ政治手腕を発揮できるかを国民の前で実証してみせたことであり、もう一つは、日本の官僚組織がいかに腐敗し切っているかを、前事務次官の収賄容疑による逮捕で具体的に示してくれた、という意味からである。

前事務次官の容疑については、すでに多くの報道がなされ、改めて述べるまでもないだろう。問題は、こうした汚職事件がなぜ起きたかである。それを容易にしたのは、中央官庁への許認可権限と情報、国庫補助金（税金）の集中だった。

どの官僚も入省当時には、それなりの志があったのだろう。だが、権限（権力）や情報などを独占し、官僚の階段を駆け上がるうちに、いつしか思い上がり、「国民」は視野から消え失せ、公僕としての倫理観をマヒさせてしまったのだろう。その意味では、今回の汚職事件は、起こるべくして起きたともいえる。

厚生省は汚職の再発防止のため、職務上の利害関係者との会食、ゴルフ、旅行、中元や歳暮の授受を禁止する綱紀粛正策を発表した。ごく当たり前の内容であり「ないよりまし」だが、この種の掛け声はこれまでに他省庁でも不祥事のたびに出され、そのたびに反古にされてきた。違反しても形式的な「処分」に終り、実効性がないためだ。身内による綱紀の引き締めの限界であるといえよう。

現在の厚生省もこうした綱紀粛正策を厳守できるほど、官僚の倫理感が高いとは思えない。薬害エイズ事件で資料（情報）隠しや「産・官・学」の癒着を批判され、反省したかに見えたのも束の間、製薬企業への天下り自粛を決めた菅前厚相のプレス発表用資料に密かに「当面」の2文字を挿入して骨抜きを図ったり、厚相交替間近になると、前事務次官自ら天下りを擁護する開き直り発言をしたりするなど、官僚の抵抗は執拗さを極め、国民感情を逆なでする傍若無人の振る舞いを繰り返してきた。

今回の汚職事件が発覚すると、高級官僚の中には、なりふり構わず逃げ回り、取材拒否を繰り返す者もいた。「情報公開」など馬耳東風といったところだ。薬害エイズ事件と汚職事件——1年で2度の不祥事が発覚しても、既得権にしがみつき、都合の悪いことには口を閉ざすという体質は依然として変わっていない。現在の厚生省の官僚組織に、自浄作用を期待するのは残念ながらほとんど無理である。そうである以上、汚職の根を絶つには、情けないことだが、「倫理」を外から持ち込むしかない。今のところ、厳罰を課した「公務員倫理法」の制定しかないのだろう。権限や情報などを独占する以上、それに応じた高いモラルが要求されるのは当然である。米国ではすべての政府職員に対して、受け取ってもいい贈物は１回25ドル相当以下、年間で１００ドル以下とするなど厳しい倫理規定を定めている。違反すれば、解雇されることもあるという。

同時に、中央官庁の持つ情報の公開を求めていく手を緩めてはならない。それらの情報は、本来、国民の税金を使って集めたものであり、国民全体のものである。官僚は職務として、一時的に管理しているに過ぎない。それを国民の手に取り戻すことは、タックス・ペイヤーとしての権利ではないか。官僚の権限を必要以上に強めている一連の規制を緩和していくことも粘り強く求めていく必要がある。

行政の腐敗は一面、政治の腐敗の投影であるが、今は問題の焦点を拡散させることよりも、行政の腐敗は腐敗としてとらえ、汚職の温床にメスを入れるだろう。翻って厚生省は本来、他のどの行政機関よりも弱者の視点に立つことを求められ、それを担う官僚には高い倫理が必要とされ、それ故、最も誇り高い行政機関であったはずだ。21世紀の超高齢社会を間近に控え、その重要性はいっそう増してくる。厚生省が「倫理」と「誇り」を取り戻し、再生するのはいつの日のこと

だろうか。（早稲田大学・国際Bioethics Network Newsletter 1997／Winter）

頻発する新聞記者による記事盗用——盗用された立場として

学者・研究者の論文盗用に加え、新聞記者（論説委員）の他紙からの記事（社説）盗用が相次いで明るみに出ている。

2007年2月から3月にかけ、朝日新聞新潟総局の記者が読売新聞や地元新潟日報の記事を、その新潟日報の論説委員が朝日、毎日、日経新聞の社説、さらに山梨日日新聞の論説委員長が読売、朝日、信濃毎日、日経、毎日、神戸、西日本新聞の社説や記事を剽窃していたことが分かった。

同業者として残念というしかない。

新聞記者の記事執筆は信頼関係のうえに成り立つ。記事をチェックするのが新聞社ではデスクと呼ばれる古参記者で、記事中に不明な点があれば執筆記者に問いただすことは日常的に行っているが、いちいち細部に至るまで「本当に取材したのか」などと野暮な確認はしない。

自社の記者を信用し、盗用やでっち上げはないとの前提に立っているからだ。

それで問題はまず起きない。ほとんどの新聞記者は記事の不正は自殺行為に等しいということが分かっているからだ。

半面、記者が信頼関係を逆手に取り不正行為を働いても、社内でそれを見つけることは当初はほとんど不可能である。だが、新聞は発行部数が多いだけに読者の目に触れる機会が多い。それが一連の不正発覚のきっかけだろう。

実は筆者（日比野）は、記事を盗用された経験がある。１９９７年10月、フィリピンのマニラで開かれた「第４回アジア・太平洋地域国際エイズ会議」を取材し、東京新聞特報面に見開きの記事を掲載した。そのほぼ３週間後に某全国紙のエイズ特集に、この会議の要約記事が載った。その記事を見て驚愕した。

部分的に「似た表現」があるという程度をはるかに超え、明白な盗用だった。そう断定したのには理由がある。

最も酷似していたのは「メディアの役割」と題したシンポジウムについての記述である。このシンポジウムは規模が小さく参加者が40人ぐらいで、筆者を除き日本人らしい参加者はいなかった。

決定的なことは、このシンポジウムを含め会議での発言はすべて英語で行われたことである。2時間にわたって5人のジャーナリストがパネリストとして断続的に発言した内容をつなぎ合わせて一人一人の発言にまとめ、それを日本語に翻訳して書いた筆者の記事と、ほとんど同じ内容の日本語の記述が某全国紙に堂々と掲載されたのだ。独自に取材したならば、あり得ないことだろう。

シンポの中でインドの女性記者が同国のメディアについて「さまざまな問題がある」と発言したが、詳しいことは説明しなかった。そこで終了後に補足取材し「エイズに関する情報を正確に伝えていない」などの発言を引き出し記事を肉付けしたが、同じ内容が某全国紙にも載っていたのだ。

その女性記者とは取材後も同業者同士という気安さから雑談していて、気が付いたときには二人だけになっていた。女性記者は、そのあとすぐにインドへ帰ると言って会場を後にした。

この間、某全国紙の記者らしい人物は会場で見かけなかった。

これがおおよその顛末である。

盗用と断定するなら、なぜその時に問題にしなかったのかと言われるだろう。

当時、社内の紙面責任者に某全国紙への抗議の申し入れをお願いしたが、彼は煩わしかったのか、結局は抗議しなかった。

筆者にしても面倒なことを避けたい気持ちがあったので、それ以上強く主張しなかった。それに、あまりにも細部に到るまで盗用されたことに、ある種の〝誇り〟のようなものさえ感じていたこともあり、引き下がってしまった。

今、顛末を詳しく書くことができるのは、当時の抗議申し入れの資料をそっくり残しておいたからである。

某全国紙の記者がどんな気持ちで盗用したのかを知るよしもない。発覚しないと思ったのだろうか。どの記者も無意識のうちに自分の記事中の言葉遣いなどに癖が出る。それが盗用されると敏感に気がつくものなのである。（２００７年5月号）

制度発足の基本理念に反している——医師臨床研修期間の短縮

２００９年2月18日に厚生労働、文部科学両省の合同検討会がまとめた10年度からの医師臨床研修制度の見直し策は、いかに研修制度を充実させるかではなく、当面の医師不足対策にすり替わってしまった。新人医師教育のあり方と医師不足対策とは本来、別の問題である。

現行の研修制度は04年度から始まった。国家試験合格後の新人医師に基礎的な診療能力を身につけさせるために2年間に内科、外科、救急・麻酔科、小児科、産婦人科、精神科、地域保健・医療の7診療科（分野）の研修を「必修」としている。見直し策では必修を1年目には内科（6カ月以上）、救急（3カ月以上）、2年目には地域の第一線の病院や診療所で受ける地域医療研修（1カ月以上）にとどめる。従来必修とされてきた外科、小児科、精神科など5診療科は、２診療科を選択する「選択必修」になる。

現行通りに多くの診療科を回ることも研修病院の判断でできるが、2年目からは特定の診療科だけの研修でも済む。この結果、制度上の研修期間は引き続き2年間でも実質的には1年以上を専門医としての研修に特化できる。

さらに検討会は研修医の都市部への集中を減らすため、都道府県ごとに研修医の受け入れ定員の上限を設け、個々の病院には都道府県ごとの上限の範囲内で定員を割り振ることも提案している。

見直しの背景には、出身大学に残らず一般病院を研修先に選ぶ研修医が増え、大学がこれまで関連病院へ交代で派遣してきた医師を確保できなくなった事情がある。これが医師不足の引き金を引いたとの不満が地方の大学ほど強い。

見直し策は、研修期間を短縮することで研修医を専門医として早期に育成し、さらに都市部への集中にブレーキをかけることで、地方大学に残る医師を増やして大学の地域における「医師配置機能」の回復を図り、崩壊の瀬戸際に立つ地域医療を立て直そうというのが狙いだ。

ひと言でいえば、どうすれば地方の大学病院に研修医を引き戻すかだ。

確かに、地方の深刻な医師不足を考えれば緊急措置として理解できないことではない。だが、現行の研修制度は、以前の研修が大学医局を中心に行われてきたため専門分野に偏りがちという反省から生まれた。これからの医師には専門に偏らず救急、地域医療、超高齢社会の到来に伴う多数の疾患を持つ高齢者の増加になどにも対応できる幅広い基本的な臨床能力を身につけてほしいというのが国民の要望でもあった。研修医の生活保障のために公費を投入するのもこのためだ。

にもかかわらず研修期間を実質的に短縮するのは制度の基本理念に反する。研修医の本分は研修であり、戦力として期待するのは間違っている。検討会で議論すべきはいかに研修制度を充実させるかであるべきだった。当面の医師不足対策に終わっては本末転倒である。

「精神科」が「選択必修」になることに反対の日本精神科病院協会は検討会の報告書が公表される直前、1年間で専門科目に進むことに懸念を表明していた。「患者は精神的問題があっても最初から精神科を受診することは少ない」「医師でも精神科の研修を経ないと精神疾患患者への誤解・偏見がある」「精神科研修の必修で精神疾患患者への理解が格段に進んだ」などを理由にあげていた。

今回の見直しで、出身大学に残る研修医が増え、地域医療の水準が上がるかどうかは疑問だ。大学病院の研修医が減ったのは、待遇が悪いうえに魅力ある研修プログラムに欠けているとの指摘がある。今回の見直しで大学に残る研修医が多少増えても、その後専門医としての腕を磨く環境になければ2年後には別の医療機関に移動してしまいかねない。

医師不足や地域偏在、診療科による偏在の是正は、研修制度の手直しでは解消できない。国民

1人当たりの医師数を他の先進国並みに増やすとともに、卒前教育を含めた医師養成のあり方、医学界全体で診療科ごとに必要な専門医数を算定するほか、資格要件を明確にするなど総合的に取り組むことが必要だろう。

またしても迷走した麻生首相――厚生労働省の分割・再編問題

麻生太郎首相の言葉の軽さがまた露呈し、首相としての見識、資質、指導力が問われることになってしまった。

厚労省の分割・再編問題である。

首相は2009年5月15日、直属の有識者会議「安心社会実現会議」の席上、厚労省を医療、年金、介護、福祉などを所管する「社会保障省」と、年金や雇用、少子化対策などを担う「国民生活省」に分割・再編する考えを示した。

同19日には経済財政諮問会議で、与謝野馨財務・金融・経済財政相に具体案の検討を指示し、文部科学省所管の幼稚園と厚労省所管の保育園を「国民生活省」で一元的に担当することも強調した。

首相の指示は、「安心会議」の席で委員の1人である某全国紙主筆が分割を提案したのを受けてのことである。

ところが唐突な指示に政府・与党内でも反論が続出し、形勢不利とみた首相は同28日夜、分割に「最初からこだわっていない」と提案を事実上取り下げた。「こだわっているような話をつくられると困る」と、まるで報道側が先走ったかのような口ぶりの釈明だった。

首相は定額給付金問題などでも前言を翻し、国民の不信を買った。迷走を繰り返す首相に政権担当能力があるのか首をかしげる国民は少なくないだろう。

首相は、厚労省の分割・再編を間近に迫った衆院選のマニフェストに盛り込む方針だったという。「消えた年金」問題などで世間の批判を浴びた厚労省の分割・再編を掲げれば、改革姿勢を国民にアピールできると思っていたのだろうか。

最後まで主張を貫くならともかく、わずか２週間足らずで腰砕けになるのは、熟慮の末の政策ではないからだろう。

とはいえ厚労省の分割・再編は今後も重要な政治課題であることは間違いない。政府の府省は12あるが、09年度の政府一般会計当初予算89兆円の中で、厚労省予算25兆円は一般歳出52兆円の半分近くを占めるほど突出している。

年金、医療、介護保険のほか、生活保護、障害者支援、少子化、臓器移植、新型インフルエンザやエイズに代表される感染症、医薬・食品安全、救急医療・医師不足、雇用対策など国民生活に直接かかわる問題の多くが厚労省の所管だ。

国会でもこれらの課題が衆参の厚労委員会に集中するため審議は常に滞り、論議が深まらない。重要法案でもたなざらしになる。臓器移植法の改正審議が長い間行われなかったのもこのためだ。

01年の旧厚生、労働省の統合で、高齢者・障害者対策と就労、女性の働き方と育児などの分野では行政の一体性が増したが、厚労省全体としては深刻化する雇用問題への対応が遅れるなど肥大化の弊害が随所に見られる。

4—5月の新型インフルエンザ国内流行の際、舛添要一厚労相は頻繁に記者会見に臨んだが、直前まで厚労行政の最大の課題だった非正規労働者の雇用問題についての発言はほとんどなかった。

厚労相1人でこなすにはあまりにも課題が多く、政策を機動的に打ち出すには限界があるということだ。中長期的には分割・再編を考えざるを得ない。

だが、首相の主張のように幼保一元化を図るならば、例えば医療政策も一元化しなければならない。文科省が医師や看護師などの養成と医学教育、総務省が自治体病院、医療制度が厚労省の所管と分かれ、非効率になっているからだ。

自民党の「薬事政策のあり方検討会」は08年4月、医薬品の承認や安全対策、被害者救済などの業務は、厚労省から独立させるべきだとの考えをまとめた。米国の食品医薬品局（ＦＤＡ）ように独立性の高い組織を想定した日本版ＦＤＡ構想である。首相が総裁を務める自民党がまとめた案というのに、首相の指示では一顧だにされていない。指示がいかに拙速かを物語っているといえよう。

厚労省の分割・再編は、必然的に政府の全府省の守備範囲の見直しに波及する。それも踏まえて、分割・再編は、長所、短所を見極めながら十分に議論をしたうえで行うべきである。思いつきでするることではない。（２００９年7月号）

大きな前進だがなお課題残る――原爆症認定集団訴訟

原爆症認定集団訴訟をめぐり政府と原告が全面解決に向けて動き出した。原爆投下から64年、集団訴訟が始まって3年。麻生太郎首相と日本原水爆被害者団体協議会（被団協）の坪井直代表委員ら原告側代表は２００９年8月6日「広島原爆の日」の平和記念式典が開かれた広島市で「原爆症認定集団訴訟の終結に関する基本方針に係る確認書」に署名した。

政府がこれまでの頑なな姿勢を改め政治判断で全員救済にかじを切ったのは、裁判の長期化により原告の平均年齢が75歳を超えるなど高齢化が進み、病気も進行している事情を無視できなくなったためだ。麻生首相としては衆院選を目前に控え、政権浮揚につなげたい意図もあっただろう。遅すぎた救済とはいえ原告の粘り強い訴えが政府を動かした。

解決策は、従来二審で勝訴した原告を原爆症と認定してきた方針を改め、一審勝訴で認定する。係争中の原告については一審判決を待ち、敗訴原告に対しては、議員立法で創設する「基金」で救済する。財源は主に税で賄う。

原爆症認定の仕組みは3段階から成る。広島、長崎での原爆投下時に一定の地域内にいたほか、投下後2週間以内に入市、さらに被爆者の救護などに当たった者やそれらの胎児には一律に「被爆者健康手帳」が交付され、医療費が無料になる（該当者は現在約23・6万人）。

「手帳」保持者のうち、原爆放射線によらない造血機能障害や肝機能障害など一定の疾病になった場合には月額3万3800円の「健康管理手当」が支給される（同20・5万人）。さらに疾病が原爆放射線に起因し、治療が必要な場合には月額13万7430円の「医療特別手当」が支給される（同4400人）。「健康手当」と「医療手当」は併給できないが「健康手当」から「医療手当」に変わると月額約10万円手取りが増える。

集団訴訟は「医療手当」が支給される原爆症認定の申請を却下された被爆者が政府を相手に処分取り消しを求めて03年から全国で行ってきたもので、これまでの地裁、高裁、最高裁で合わせて19回の判決で大半の原告が勝訴している。

国側の相次ぐ敗訴に07年8月、安倍晋三首相（当時）が「原爆症認定について専門家の判断のもとで見直す」と厚生労働省に指示、厚労省は昨年からことしにかけて2回にわたり「審査方針」を改め、原爆症認定の要件である「放射線に起因する疾病」の種類を大幅に増やした。これに伴い認定数も08年4月以降、一挙に４０００人増えた。だが、３００人を超す原告のうち3分の1は一審敗訴や係争中で認定されていない。

薬害C型肝炎訴訟でも08昨年1月、福田康夫首相（当時）の政治判断で全面解決にこぎつけた。肝炎訴訟では、同じ感染者に対し感染時期で救済に差をつけていいかどうかが争点だった。なった

原爆症訴訟では個々の疾病がどこまで放射線の影響によるかが争点になったが、その認定審査があまりにも機械的に行われてきたことが被爆者の反発を招いた。

一連の訴訟では政府の認定基準を超えて司法が独自に認定するケースが目立った。政府は認定基準の細部にこだわり、認定範囲の拡大が追いつかなかった。

原爆症という科学的にも未解明な部分が少なくない特殊な病態を狭くとらえすぎていたこと反省する必要がある。

今回の合意で集団訴訟が終結することになったとはいえ、これで被爆者問題がすべて解決されるわけではない。

「基金」の財政規模や使途など詳細が明らかにされていないうえに、今後敗訴原告が増えた場合に財源の手当てをどうするのか。さらに「基金」による救済は敗訴原告が対象だが、原爆症の認定を申請しながら「審査待ち」の7600人の被爆者は対象外である。同じ認定漏れの被爆者が訴訟を行ったか行わなかったかで救済に差が生じかねない。この整合性をどうとるのか。認定されない被爆者が新たな訴訟を起こす可能性もある。

確認書に従い今後、政府と被団協などは定期協議の場を持つが、認定審査のあり方が最大の検討課題になろう。(2009年10月号)

LGBTへの差別解消の第一歩――東京・渋谷区の「パートナーシップ条例」

東京都渋谷区議会が2015年3月、性的少数者(LGBT)への差別解消などを掲げた「男女平等及び多様性を尊重する社会を推進する条例」を可決、4月から施行された。通称「同性パートナーシップ条例」と呼ばれ、発案者は、区議時代からこの問題にかかわり4月の区長選(統一地方選)に無所属で立候補し、既成政党の推す候補者を破って当選した長谷部健氏(43)だ。

外資系の「メットライフ生命保険」が9月末、東京都内で「新しい生き方を作り出す力」をテーマに対談を開き、長谷部区長が出席、そのあと、直接話を聞く機会があった。

条例では、区内に居住する20歳以上の同性カップルが公正証書の作成など一定の手続きを経て区に申し込めば「結婚に相当する関係」にあることを示す証明書が発行される。証明された同性カップルは、従来、男女のカップルしか入居できなかった家族向けの区営、区民住宅へ入居することができる。区は近く証明書の発行に踏み切る。

証明書には法的拘束力はない。区の裁量が及ばない所得税の配偶者控除、公的年金で保険料を支払わなくても済む第３号被保険者の優遇措置などは依然受けられない。

それでも区長は「法的拘束力よりも〝公正さ〟を重視した」と強調。「なぜ性的志向が違うだけで差別されなければならないのか。これにこたえ多様性を認め合うのが成熟した国際都市の条件だ」という。

区長に当選したのは、この主張に区民が共感してくれたからと受け止めている。当面、ＬＧＢＴへの差別解消を区側から東京都や政府に働きかける意向はない。だが、条例が区民の意識に与えた効果は少なくない。

区長によれば、条例に賛同した区内の結婚式場からゲイカップルの結婚式を引き受けるとか、不動産業者からゲイカップルに家族として賃貸するとの申し出がきている。こうした動きが広がれば世の中の理解が徐々に深まることを期待する。

ＬＧＢＴとは、レズビアン（女性同性愛者）、ゲイ（男性同性愛者）、バイセクシャル（両性愛者）、トランスジェンダー（性同一性障害など心と体の性の不一致者）を指す。

「性」という人間の最も機微な部分において大多数の男女とは志向が違うだけに、条例に対し強い拒否感を示す人々がいてもやむを得ないだろう。

筆者もかつてゲイに対し、強い嫌悪感を抱いていた。エイズが社会的に大きな問題になった1980年代半ば、取材で会ったエイズ診療の臨床医の前で差別的な言葉を口にして怒鳴りつけられたことがあった（その後、この臨床医はエイズ問題に関し筆者の心強い取材協力者になってくれた）。

筆者自身の偏見が薄れていったのは、エイズ取材を通じ多くのゲイと交わるようになったからだ。ゲイだけのパーティに特別に呼ばれて出席し、身なりのきちんとした社会的地位の高いゲイも多くいることを知り、性的志向の違いを理由に差別することの不条理を再認識させられたこともある。

以前勤務していた東京新聞で、あるとき、特派員経験もある優秀な男性記者が性同一性障害であることを公表し、スカートをはき始めた。周囲は驚いたが、当の本人はその後も質のいい記事を書き続け、そのうちに本人の性的指向については編集局で話題にすらならなくなった。

人間はだれしも知らないことに対し偏見を持つ。だがそれは不変ではない。教育のほか、当事者と実際に触れ合えば次第に見方は変わっていく。自身の体験からそう思う。

筆者は海外で開かれる国際エイズ会議の取材にたびたび出かけている。会議で取り上げられるテーマの１つはＬＧＢＴへの差別解消問題だ。ＨＩＶ感染は世界的にみて異性間では急速に減ったが、薬物乱用者や売春従事者と並んでＬＧＢＴの間ではなかなか減らない。偏見・差別を受ければ地下に潜ってしまい、感染の早期発見・早期診断が遅れ、感染の拡大防止ができないからだ。稲田朋美・自民党政調会長が９月末、米国のシンクタンクでの講演の中でＬＧＢＴ問題に触れ「（日本も）偏見をなくす政策を取るべきだ」と述べた。欧米先進国では日本よりＬＧＢＴへの理解が進んでいる。自民党内に「条例」反対の議員が多数いるのに正反対の発言をしたのは、海外、特に米国の状況を無視できないと判断したからではないか。

ＬＧＢＴに対する世の中の意識は急速に変わりつつある。「条例」がこれをさらに進めるきっかけになることを期待したい。（２０１５年11月号）

受刑者の受ける医療――一般社会よりはるかに見劣り

実刑判決を受け刑務所で服役中に病気になったとき、十分な医療を受けられるだろうか。こんなことに一般の人はほとんど関心がないだろう。筆者もそうだった。

最近、刑務所医療の一端を知る機会があった。世界有数のメガファーマであるファイザー社（東京都渋谷区）は社会貢献活動として市民活動・研究を支援（助成）、２０１６年度の助成対象の一つに「中堅世代の刑事被拘禁者向け医療相談事業」を選んだ。その事業報告で明らかにされたのは、一般社会の医療水準からかけ離れた日本の刑務所医療のお粗末さだった。

助成を受けたＮＰＯ法人「監獄人権センター」（ＣＰＲ）は13〜16年に全国の受刑者から刑務所内の医療に関して２００件近い相談を受けた。代表の海渡雄一弁護士はこれを元に刑務所医療の実情を説明した。

それによると、高齢化に伴い受診が必要な受刑者が増えているが、一般社会と違い刑務所医師との間で信頼関係をつくるのが難しい。医師が刑務所職員であるため、医療上の秘密を保ちにくいのがその理由だ。

受刑者は基本的に刑務所内で受診する。だが「医師の診察を希望しても看護師に却下される」という不満・相談は全相談件数の4分の1を占め最も多かった。事実上の〝診療拒否〟だ。刑務所に専門医が少ない眼科、歯科は特に診療が遅れがちになる。

医師が必要な処方しようとしても、薬剤費が刑務所負担のため、刑務所側が拒む事態が起きている。さらに「診察を受けても治療や検査、処方について十分な説明がない」「入所前に内服していた薬剤を処方してもらえない」などのほか「体調不良や病気を考慮した作業や休養が認められない」という不満もあった。強く主張したため作業拒否者とみなされ、その結果、医療的対応が遅れた深刻なケースも生じている。

網走刑務所で服役中の受刑者は15年9月ごろから胃痛と吐き気を訴え、所内で受診したが効果がなく、所外の医療機関での受診を希望したが無視された。そればかりか〝詐病〟と受け止められ、3回懲罰を受けた。やっと1年後に所外で受診できたが、食道がんが発見され、しかもリンパ節転移も見つかった。早期に対応すれば少なくとも転移は防げた可能性があったという。

所外の医療機関での受診は刑務所長の許可があれば可能だが、実際には簡単には認められない。所外受診には警備の都合上、刑務官の同行が必要なうえ、刑務所の出費が増えることからできるだけ行かせない傾向があり「外部で受診する必要があるのか」と受刑者は言われる。受刑者専用の「医療刑務所」を希望してもいつもベッドが満床で「手術が必要な場合でも何か月も待たされる」のが普通だという。

こうした劣悪な刑務所医療も、01〜02年に名古屋刑務所で起きた看守による受刑者への暴行致死事件をきっかけに、05年に受刑者処遇法、06年に刑事被収容者処遇法が成立したことから一般社会と同水準の医療が法的に保障され、少しはましになった。だが海渡代表は「まだ不十分」と指摘する。

同代表は、フランスが1994年に行った刑務所医療の抜本改革を手本に、日本も刑務所医療を独立強化すべきだとしている。具体的には刑務所医療の所管を厚生労働省に移管したうえ刑務所内に病院の支所、あるいは病院内に刑務所の支所を設け、医療設備は病院の他の部署と共有する。支所は刑事施設（刑務所、拘置所、留置所）でもあるため刑務官が受刑者の移送を行うが、診療室には立ち入らないようにする。

この改革はその後、英国、北欧でも取り入れられ、日本でもその先駆けとして、刑務所の医療を外部の医療機関に委託したり連携したりする動きが出ているという。

健康保険の場合、刑事施設に収容されても雇用関係がある限り被保険者資格はあるが、実際には解雇されて失うことが多い。

国民健康保険では、収容されると国民健康保険法59条で「保険給付」は止められるが被保険者資格はそのままなので保険料の納付義務は残り、「負担だけあって給付なし」の状態になる。このためほとんど自治体は被収容者の保険料を減免しているが、していない自治体もある。総務省は17年3月末、厚労省に対し、減免制度のない自治体は設けるよう周知することなどを求めたが、厚労省は今のところ自治体の判断に任せ積極的には動こうとはしない。（２０１７年8月号）

予想以上に深刻な歯科未受診児・生徒——保団連による学校検診後調査

「口腔崩壊」という聞きなれない言葉がある。むし歯が10本以上あったり、歯の根しか残っていないような未処置の歯が何本もあったりして咀嚼が困難になっている状態をいう。こうした子どもたちが小学校の４割に在籍しているほか、要受診と診断されても未受診のままでいる子どもが半数以上にのぼることが分かった。

全国保険医団体連合会（保団連）が小中高校などで行われている歯科検診の結果や健診後の対応について、２０１２年～17年にかけて保団連傘下の保険医協会（医会）が行った調査結果をまとめた。

調査対象となったのは、小中学校が21都府県、高校は大阪、兵庫、長崎３府県、特別支援学校は千葉、岐阜、兵庫、長崎、沖縄の５県。協会がそれぞれの都府県内の学校に調査用紙を送付し、返信の際、養護教諭の意見も添えてもらった。

その結果、調査湯結果が返信された小学校で歯科検診を受診した91万６８２６人のうち要受診と診断されたのは32万６１９人（35・０％）。このうち実際に歯科を受診したのは15万３６５４人（47・９％）。つまり半数以上が必要な受診をしていなかった。口腔崩壊の児童がいた学校は１３２８校で、回答した学校の39・７％を占めた。

養護教諭によると、未受診の背景はさまざまだが、保護者が共働き、あるいは母子家庭のため仕事を休んで児童を通院させることができないなど経済的な理由のほか、ネグレクトも重なり「乳歯だから」と放置される家庭もあった。双子の男児２人とも乳歯20本すべてが虫歯のまま入学、給食はハサミで細かく切ってものを食べていたケースもあった。

中学校では44万8970人が検診を受け、13万9090人（31・0％）が要受診と診断されたが、このうち受診したのは4万6474人（33・4％）と3分の1。小学生の場合よりも低かった。口腔崩壊の生徒がいたのは534校（32・7％）と小学校よりもわずかに割合が低かった。

養護教諭から寄せられた説明では「むし歯のない生徒と、何本もある生徒に二分化する傾向がある」という。小学校のときから一度も受診せず、むし歯が左右上下の「7番」（奥歯）の4本すべてが「C4」（歯根に達するまで進行した状態）で、歯の根しか残っていない生徒もいた。

高校では小中学校とは状況がさらに悪化する。調査対象が3府県と限られているとはいえ、検診を受けた9万5854人のうち、要受診者は2万9445人（30・7％）。うち受診したのはわずか4696人（15・9％）。要受診者の受診率は小中高を通して最も低かった。口腔崩壊の生徒のいる学校の割合も50・3％（76校）と、小中高を通して最も悪かった。1人で28本のむし歯のある生徒もいた。

特別支援学校では、検査を受けた7758人のうち、要受診は2631人（33・9％）。うち受診したのは1163人（44・2％）。口腔崩壊の生徒がいたのは37校（45・1％）。

これらの調査結果をもとに保団連は歯科未受診と「口腔崩壊」を生む状況について次のように共通点をまとめる。

①保護者の子どもへの無関心や歯科保健意識の低さ（乳歯のむし歯は生え変わるかから放っておいても大丈夫という誤った考え方など）②家庭環境（保護者の長時間労働や共働き、父子・母子家庭など家庭の状況が厳しい子どもほど受診が遅れやすい）③経済的理由（生活保護で治療費負担がなくなる医療券をもらっても保護者が仕事を理由に子どもの通院に付き添えない。貧困は経済だけではなく、子どもと向き合う時間まで奪う）④地理的困難（離島などでは近くに歯科医療機関がないため受診が困難になる）――など。

児童・生徒の学校検診は学校保健安全法に基づいて検診項目が細かく決められている。だが、保団連の宇佐美宏副会長は「法は検診には触れていても健診後には触れていない。これにもっと目を向けるべきだ」と強調する。

保団連は、現状では学校検診の結果が早期治療につながっていないとし、児童・生徒の間で広がる歯科治療格差の是正のため、当面、全国で広がっている子ども医療費の無料化制度の拡充などを国に対し強く求めていくことにしている。（２０１８年８月号）

【おわりに】

筆者は東京新聞（中日新聞東京本社）の記者・論説委員として長く厚生（厚労）省の取材を担当し、記事を執筆してきたが、「はじめに」に書いたように、マンモス官庁の厚労省業務の全体像に、職員でもない部外者のジャーナリストが迫るのは容易なことではない。それだけに取材は厳しかったが、取材するたびに新たな発見があり、それを記事化するのは楽しみでもあった。

社説・新聞記事を書くのが本業だったとはいえ、新聞では書けるスペースに限りがあり、どうしても記事は必要最小限の量に抑えなければならず、書き切れない、言い尽くせない部分がいつも残り、満たされないものを常に感じていた。

たまたま2005年の春先、『月刊新医療』の編集部から毎月1回1ページのペースで執筆依頼を受けた。ある程度のスペースに自由なテーマで定期的に書かしてくれる雑誌を探していた筆者には渡りに船で、二つ返事で引き受けさせてもらった。

記事のテーマは雑誌名らしく「医療」に限定をすることが求められたが、自身の性格や取材スタイルから、特定テーマに限った深堀りだけでは行き詰まることが目に見えていたので、当初から執筆テーマを厚労行政全般に広げることを認めてもらった。

【おわりに】

これにはもう一つ理由があった。大学学部・大学院修士課程で理科系教育を受けてきた筆者としては、科学技術への興味はいつになっても捨て難いものがある。幸い、厚労省には厚生科学、医薬食品など科学と密接に関係する部署があり、「厚労行政全般」という枠を守りながら、時々、科学に関係する記事を挟み込むことができたからだ。

連載期間を当初は3、4年と想定していたが、13年余りも続けることができたのは取材テーマを厚労行政全般に広げていたので題材に事欠かなかったことが大きい。この点、筆者の希望を聞き入れ、連載中もテーマに関してほとんど注文をつけず、自由に書かせてくれたことについて「新医療」編集部に深くお礼を申し上げたい。

筆者は「新医療」への執筆より以前の2003年の1年間、毎月1回、日本看護協会出版会の月刊誌「コミュニティケア」に「保健・医療・福祉の社会批評」を執筆していた。また、日本の生命倫理（バイオエシックス）研究の草分けであり、筆者が師と仰ぐ早稲田大学名誉教授・木村利人先生が主宰していた「国際 Bioethics Network Newsletter」や、筆者が所属する日本医学ジャーナリスト協会の会報にも時々、厚労行政に関わる原稿を投稿していた。これらからも一部の原稿を本書に盛り込んで、「新医療」だけでは足りない分を補うことができた。執筆の機会を提供して下さった関係者の方々に謝意を表したい。

２０２０年1月

日比野　守男

【著者略歴】

日比野　守男（ひびの　もりお）

ジャーナリスト＆東京医療保健大学・大学院客員教授。
岐阜市生まれ。国立名古屋工業大学卒,同大学院修士課程（統計学・品質管理専攻）修了後、1975年中日新聞社入社。地方支局勤務のあと、東京本社（東京新聞）社会部（２回）、科学部、文化部に所属。事件・事故、教育、東京都政、原子力、宇宙・航空開発、医学・医療、地震・火山、文芸、将棋、厚生行政全般を取材。96年～2012年東京新聞・中日新聞論説委員。2011～2015年東京医療保健大学・大学院教授。2015年～同客員教授。東京新聞在職中、第25次南極観測隊にオブザーバー隊員として参加。米国ワシントンD.C.のジョージタウン大学ケネディ倫理研究所へ日本人初のvisiting fellowとしてフルブライト留学（バイオエシックを研究）。

「鳥の目」と「虫の目」で追った厚生労働行政
―ジャーナリストの視点から―

二〇二〇年一月三十日　初版第一刷発行

著　者　日比野守男
発行者　谷村勇輔
発行所　ブイツーソリューション
〒四六六・〇八四八
名古屋市昭和区長戸町四・四〇
電　話　〇五二・七九九・七三九一
ＦＡＸ　〇五二・七九九・七九八四
発売元　星雲社（共同出版社・流通責任出版社）
〒一一二・〇〇〇五
東京都文京区水道一・三・三〇
電　話　〇三・三八六八・三二七五
ＦＡＸ　〇三・三八六八・六五八八
印刷所　モリモト印刷

ISBN978-4-434-27034-5